日本生体医工学会編
ME 教科書シリーズ　D-4

画像情報処理（I）
―― 解析・認識編 ――

工学博士　鳥脇純一郎　編　著

工学博士　長谷川純一
博士(工学)　清水昭伸
博士(工学)　平野　靖　共　著

コロナ社

日本エム・イー学会
教科書編纂委員会

委員長　佐藤　俊輔（藍野大学）
委　員　稲田　紘（兵庫県立大学）
（五十音順）金井　寛（東京電機大学）
　　　　神谷　瞭（日本大学）
　　　　北畠　顕（医療法人社団 カレスサッポロ）
　　　　楠岡　英雄（国立病院機構 大阪医療センター）
　　　　戸川　達男（早稲田大学）
　　　　鳥脇純一郎（中京大学）
　　　　野瀬　善明（九州大学）
　　　　半田　康延（東北大学）

（所属は編纂当時のものによる）

刊行のことば

　医療は理工学領域で開発された技術を導入し，めざましい発展をとげた。いまから100年ほど前1895年に，レントゲンによって発見されたX線は人体内部の透視に応用され診断に大いに役立った。1900年代にはいってハンス・ベルガーは人の頭皮上で脳の電気現象が記録できることを発見した。これらは20世紀の医療の性格を象徴する発見であった。さらに生体材料の開発，X線CTやMRIなどの計測・診断機器や，各種治療機器の導入により，診断や治療技術は急激な発展をとげた。医療はME機器の支援なくしては成立しえない状況にある。理工学でも医学から発掘されたテーマが重要な研究対象になってきている。この分野には新技術のシーズが豊富なことが認識されてきたのである。

　日本エム・イー学会[†]設立に時を同じくして，大学でも医用生体工学の教育や研究がさかんになってきた。最近になって，理工系学部・大学院を中心に，医用生体工学を専門とする専攻や学科が設立されはじめた。これらの学部，学科や大学院専攻で行われている教育・研究は医学部での工学技術の教育とともに，MEの将来を支える人材を育成し，技術を開発するために極めて重要である。

　日本エム・イー学会では，教育の一貫として，臨床工学技士のための教育書として「臨床工学シリーズ」を監修し，コロナ社から刊行中である。ところが，理工系大学あるいは医学部の学部，大学院の学生向けのMEに関する適当な参考書や教科書は，以前コロナ社から刊行された「ME選書」や「医用工学シリーズ」を除けば皆無である。それらもすでに品切れになって入手できないものや，または内容が古くなっているものもある。大学・大学院の教育の現場では，適切なMEの教科書がないために，教官が経験から講義や演習をしている状態である。日本エム・イー学会の教育委員会が同評議員に対して行った講義に関するアンケートからも，横断的かつ基礎的な教科と，最新の発展に関する部分とを適当にミックスした教科書シリーズの編纂が期待されている。この期待に応えるために日本エム・イー学会では，教科書シリーズを編纂することになった。

　この教科書シリーズは，大きく分けて

　　　生体計測関係
　　　生体システム・バイオメカニクス関係
　　　生体情報処理関係
　　　医用画像関係
　　　生体物性・材料，機能代行関係
　　　医療機器・情報システム関係

[†] 2005年4月，「日本エム・イー学会」は「日本生体医工学会」に名称変更になりました。

からなる。各巻とも基礎から最近の研究の状況までを簡潔に教科書としてまとめたもので，大学高学年から大学院修士課程での半期（半年）の講義で教える程度の内容にしてある。もちろん，参考書としても使える。内容はなるべく視覚的に理解できるようにつとめた。この企画は，現時点でのME教育あるいは学習に必要な内容を網羅するようにつとめた結果であり，国際的にみてもこれに匹敵するものはない。できるだけ多くの教育の現場で使っていただければ幸いである。

1999年3月

日本エム・イー学会教科書編纂委員会

まえがき

　日常的な医療診断といえば，まず連想されるのは，聴診器，注射器，そしてレントゲン（X線）写真ではないだろうか．それくらいX線写真は診断・治療の中に定着し，普及している．何といってもX線写真は，およそ100年前のX線の発見以来，人体の内部を見る最高のツールであった．しかし，1970年代に入って人体内部を"診る"（"見る"）ツールは大きな飛躍をとげる．X線CT（コンピュータ断層撮影法）を突破口として，MRI（磁気共鳴撮像法），PET（ポジトロンエミッションCT），DR（ディジタルラジオグラフィ），DSA（ディジタルサブトラクションアンギオグラフィ），などが相次いで登場したのである．そして近年は，分子画像，3次元CT，4次元CTなどが実用化されるに及んで，再び新たな発展をとげようとしている．これらは"人体可視化"の技術であり，確かに"ナノスケール"から"等身大"まで可視化のツールがそろって使えるという時代が見えてきている．

　ところで，このとき忘れてならないのは，これらの画像をだれがどのようにして利用するか，という点である．現時点では，それは専ら"医師"が"目で見る"ことで行われる．実際，"診"という文字は『体内の病むところを診る（みる）』ことを意味したとされる．また，レントゲン博士のX線発見の論文には，『放電管と蛍光板の間に手を入れると手の影がごく薄く見える中に，手の骨の影がそれより黒く見える』という記述がある．人体内部の可視化（＝人が目で見えるようにすること，イメージング）の第一歩である．

　この面での画期的発展は1960年代に，ディジタルコンピュータによる画像情報の処理が試みられたときに始まる．いわゆる医用画像処理の始まりである．もちろん，コンピュータは人体の可視化，すなわち，イメージングのプロセスにも存分に利用された．事実，前記の1970年代のX線CTに始まる大発展はコンピュータなくしては起こりえなかったであろう．

　一方，イメージングのプロセスへのコンピュータの利用は，医師が見るべき画像の量が人間の処理能力の限界を越える時代が遅かれ早かれやってくるであろうということを予感させるできごとでもあった．そして，それはいまや現実の問題となりつつある．この面から期待されたのが診断プロセスそのものをコンピュータにも分担させようとするコンピュータ支援診断（computer-aided diagnosis, CAD）であった．その研究は実は1960年代の医用画像処理の研究が始まった当初から取り上げられていた．しかし，画像のパターン認識という問題の全体が非常に難しく，CADが実用化されたのは1990年代も後半になってからである．しかし，その後の発展は急速で，あと数年もすれば臨床の現場でもCAD装置は珍しくはなくなるであろう．

　もちろん，診療の質的向上のためにもコンピュータの導入は大いに寄与した．CADと相前後して登場したコンピュータ外科（computer-aided surgery, CAS）の発展はその例であり，ここで

も画像情報処理が大きな役割を果たしている。

　本書はこのような，いわば診療の発展を支える"画像情報処理"の理論と技法の基礎を解説したもので，しばしば"医用画像処理"と呼ばれる分野の教科書を目指している。いうまでもなく，それは"画像処理"全般の基礎である。読者としては，本シリーズに共通して，まず第一に医学と工学の接点であるエム・イーの基礎を学ぼうとするすべての研究者，技術者，学生諸氏を考えているが，本書の内容は実は医用に限らず，すべての分野における画像処理および画像パターン認識に共通する。とりわけ，イメージング技術に関係している技術者，コンピュータによる画像診断支援技術の活用を目指す医師に役立つよう配慮した。

　画像処理は，画像の生成から，伝送，記憶，蓄積，認識，表示に至るまで非常に広い範囲を含む。これらのすべてを1冊に入れることは難しいため，本書では，診療に直接かかわる認識，解析，計測，変換に焦点を絞り，具体的に，画質改善，特徴抽出，判断・決定に関する基本的な考え方と手法を説明する。なお，表示技術（コンピュータグラフィックス）に関する事項については，本シリーズの別の巻として，"画像情報処理（II）―表示・グラフィックス編―"を用意する。また，イメージング技術に関しては本シリーズの別の巻でモダリティ別に詳説される。

　記述は数式による詳細説明は少なくし，まず基本的な考え方を把握しやすいように努めた。また，実例のほとんどすべてが，実際に臨床で使われる画像と筆者らの研究グループのCADの研究の中から選んである。

　執筆にあたっては，まず各章の原案を以下のように分担執筆した。1，2章：鳥脇，3章：長谷川，4章：清水・平野，5章：清水，6章：長谷川・鳥脇・清水，7章：清水。次に，これらを鳥脇が統一，編集した。テキストおよび図の電子版のとりまとめは平野が担当した。

　筆者の一人鳥脇は1965年にX線写真のパターン認識の研究に着手したが，その後コンピュータ支援診断（CAD）が実用化されるまでに30年以上を要した。しかし，その間に多数の研究者の尽力によって膨大な画像処理技術が蓄積され，工学畑の一研究者の知的冒険にすぎなかったCADは，個々の人体の3次元的複製である仮想化された人体をコンピュータ上におき，高度の画像処理技術を駆使して診断・治療を行えるようになった。それだけ画像処理技術もポピュラーになったが，一方では診療関係者にもその基本を理解し，活用することが期待されるようになったともいえよう。そのために，本書が多少なりとも貢献できることを願っている。終わりに，画像処理の研究に関して様々のご支援をいただいた関連研究室の方々，および，本書刊行に多大のご尽力をいただいたコロナ社の方々に深謝する。

2005年5月

鳥脇純一郎

目　　次

1. 基 礎 概 念

1.1　医用画像処理のあらまし ……………………………………………………………… 1
　1.1.1　イメージング ……………………………………………………………………… 2
　1.1.2　ディスプレイ（表示） ……………………………………………………………… 4
　1.1.3　伝　　　送 ………………………………………………………………………… 4
　1.1.4　記録・記憶 ………………………………………………………………………… 4
　1.1.5　蓄積・検索 ………………………………………………………………………… 4
　1.1.6　画像の変換・認識・理解 ………………………………………………………… 5
1.2　画像データのモデル化 …………………………………………………………………… 5
　1.2.1　アナログ画像とディジタル画像 ………………………………………………… 5
　1.2.2　ディジタル化 ……………………………………………………………………… 6
　1.2.3　動　画　像 ………………………………………………………………………… 8
　1.2.4　3次元画像 ………………………………………………………………………… 8
　1.2.5　濃度値による分類 ………………………………………………………………… 9
1.3　空 間 周 波 数 …………………………………………………………………………… 10
　1.3.1　離散フーリエ変換 ………………………………………………………………… 10
　1.3.2　フーリエ変換 ……………………………………………………………………… 11
　1.3.3　空間周波数の応用 ………………………………………………………………… 15
1.4　画像認識とその過程 …………………………………………………………………… 16
　1.4.1　判断・決定 ………………………………………………………………………… 16
　1.4.2　特徴抽出 …………………………………………………………………………… 17
　1.4.3　セグメンテーション ……………………………………………………………… 17
　1.4.4　前　処　理 ………………………………………………………………………… 17
　1.4.5　中間出力の利用 …………………………………………………………………… 18
1.5　画像処理のモデル化 …………………………………………………………………… 19
　1.5.1　画像演算 …………………………………………………………………………… 19
　1.5.2　画像間演算 ………………………………………………………………………… 20
1.6　医用画像処理小史 ……………………………………………………………………… 21
　1.6.1　X線の発見と医用画像の始まり ………………………………………………… 21
　1.6.2　コンピュータの登場と画像処理の開始 ………………………………………… 22
　1.6.3　X線写真のコンピュータ処理 …………………………………………………… 23
　1.6.4　CTの登場とディジタル画像処理 ……………………………………………… 23

vi　　　目　　　次

　1.6.5　ディジタルラジオグラフィ ……………………………………………… 24
　1.6.6　CADの実用化 ……………………………………………………………… 24
　1.6.7　CADの多様化とバーチャルエンドスコピー ……………………………… 25
　1.6.8　仮想化人体の利用とイメージングの新展開 ……………………………… 25

2. 強調と抑制

2.1　強調，抑制のための操作対象 ………………………………………………… 26
　2.1.1　一様濃度領域と変動濃度領域 ……………………………………………… 26
　2.1.2　空間周波数 …………………………………………………………………… 27
　2.1.3　コントラスト ………………………………………………………………… 27
　2.1.4　濃度値の確率分布 …………………………………………………………… 27
　2.1.5　画像間の変化 ………………………………………………………………… 28
2.2　濃度値の変化の強調と抑制 …………………………………………………… 29
2.3　局所処理の表現 ………………………………………………………………… 30
2.4　空間周波数領域における強調と抑制 ………………………………………… 31
2.5　濃度値領域の強調と抑制 ……………………………………………………… 32

3. セグメンテーション

3.1　しきい値処理 …………………………………………………………………… 34
　3.1.1　定　　義 ……………………………………………………………………… 34
　3.1.2　しきい値の自動選択 ………………………………………………………… 37
3.2　セグメンテーションのためのエッジ検出 …………………………………… 38
　3.2.1　差分演算によるエッジ画素抽出 …………………………………………… 39
　3.2.2　エッジ検出のための細線化 ………………………………………………… 43
3.3　領　域　生　成 ………………………………………………………………… 44
3.4　テクスチャ解析 ………………………………………………………………… 46

4. 特徴抽出と2値画像処理

4.1　ディジタル図形の幾何学 ……………………………………………………… 50
　4.1.1　近傍と隣接 …………………………………………………………………… 50
　4.1.2　連結性と連結成分 …………………………………………………………… 50
　4.1.3　距　離　関　数 ……………………………………………………………… 51
4.2　幾何学的特徴 …………………………………………………………………… 51

4.2.1　点 図 形 ……………………………………………………………… 51
   4.2.2　線 図 形 ……………………………………………………………… 53
   4.2.3　面 図 形 ……………………………………………………………… 55
   4.2.4　複数の図形の集合の特徴量 ………………………………………… 57
 4.3　トポロジー的特徴量 …………………………………………………………… 58
 4.4　濃 淡 特 徴 …………………………………………………………………… 59
   4.4.1　濃度値分布の特徴 ……………………………………………………… 59
   4.4.2　濃度曲面の幾何学的特徴 ……………………………………………… 59
   4.4.3　二つの画像間の類似性の特徴 ………………………………………… 61
 4.5　特徴量の削減 …………………………………………………………………… 62
   4.5.1　K-L（Karhunen-Loeve）展開 ………………………………………… 63
   4.5.2　特徴量の個数の削減 …………………………………………………… 63
 4.6　2値画像処理 …………………………………………………………………… 65
   4.6.1　特徴抽出と2値画像処理 ……………………………………………… 65
   4.6.2　ラベル画像とラベリング ……………………………………………… 66
   4.6.3　細線化・薄面化 ………………………………………………………… 66
   4.6.4　図 形 融 合 ……………………………………………………………… 68
   4.6.5　ボロノイ分割 …………………………………………………………… 70
   4.6.6　距離変換と逆距離変換，スケルトン ………………………………… 71
   4.6.7　モルフォロジー演算 …………………………………………………… 73

5. 分 類 ・ 決 定

 5.1　ベイズ決定則 …………………………………………………………………… 77
 5.2　最近傍決定則，クラスタリング，決定木，統計的分類法 ………………… 79
   5.2.1　最近傍決定則 …………………………………………………………… 79
   5.2.2　クラスタリング ………………………………………………………… 79
   5.2.3　決 定 木 ………………………………………………………………… 80
   5.2.4　統計的分類法 …………………………………………………………… 81
 5.3　ニューラルネット ……………………………………………………………… 83
 5.4　パターン分類手順（分類器）の認識率とROC曲線 ………………………… 85

6. 高度処理へ向けて

 6.1　3次元画像処理 ………………………………………………………………… 89
   6.1.1　アルゴリズムの基本的考え方 ………………………………………… 90
   6.1.2　3D図形のディジタル幾何学 ………………………………………… 90

    6.1.3　細線化と薄面化 ……………………………………………………… 91
    6.1.4　領域拡張 …………………………………………………………… 92
    6.1.5　可視化 ……………………………………………………………… 92
6.2　動画像処理 ………………………………………………………………… 93
    6.2.1　フレーム間差分による動き検出 …………………………………… 93
    6.2.2　相関マッチングによる動き検出 …………………………………… 95
    6.2.3　特徴マッチングによる対応づけ …………………………………… 97
    6.2.4　オプティカルフロー検出 …………………………………………… 97
6.3　経時変化画像の処理 ……………………………………………………… 99
    6.3.1　画像間減算 ………………………………………………………… 99
    6.3.2　変化の計測 ………………………………………………………… 100
    6.3.3　補正 ………………………………………………………………… 100
    6.3.4　幾何学的変換の実行 ……………………………………………… 100
6.4　可変形状モデルによる輪郭抽出 ………………………………………… 102
    6.4.1　輪郭の表現方法 …………………………………………………… 102
    6.4.2　変形方法 …………………………………………………………… 103

7. 認識システムの例

7.1　間接撮影胸部 X 線像の CAD ……………………………………………… 106
    7.1.1　はじめに …………………………………………………………… 106
    7.1.2　処理の概要 ………………………………………………………… 107
    7.1.3　各サブシステムの処理の詳細 ……………………………………… 107
    7.1.4　実験結果 …………………………………………………………… 109
7.2　3 次元 CT 像と肺がん診断支援システム ………………………………… 110
    7.2.1　はじめに …………………………………………………………… 110
    7.2.2　肺がん候補領域検出システム ……………………………………… 111
7.3　マンモグラフィ CAD ……………………………………………………… 113
    7.3.1　はじめに …………………………………………………………… 113
    7.3.2　処理手法と実験結果 ……………………………………………… 114

参 考 文 献 ………………………………………………………………………… 118

参考書籍，資料等 ………………………………………………………………… 130

索　　引 …………………………………………………………………………… 133

1 基礎概念

本章では，本書全体に対する共通基礎ともいうべき概念や用語について，簡単に説明する。まず，医用画像処理全体の機能の種類をあげる。次にディジタル化とディジタル画像という情報表現の形式をどのようにモデル化するかを解説する。その一部として，画像平面上の濃淡値の分布，および，空間周波数スペクトルという二つの見方を説明する。続いて画像パターン認識のプロセスを述べ，その一部を表現する方法として画像演算をごく簡単に紹介する。

1.1 医用画像処理のあらまし

本書では，画像処理の中でも医用画像処理と呼ばれる分野の諸問題を扱う。医用画像処理は，「人体そのもの，および，人体から得た情報を記録した画像」の処理である。それは広義には，よく知られている人体のX線像やCT像以外にも，人体の一部を採取した病理標本の顕微鏡像，血球分類に用いる血液標本の顕微鏡像，人体器官の活動を記録した体表面心電図，など様々のものがある。一方，技術の枠組みとしては画像処理の中の一つの応用分野である。その意味では，その他の応用

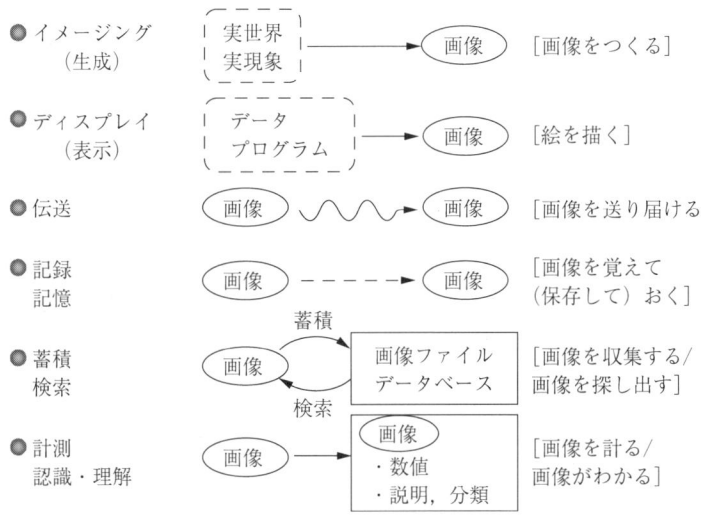

図1.1 画像処理の諸機能

分野における多くの画像処理の技術と共通する。医用画像処理を広い意味で考えれば，次のような分野（領域）に分けることができる（**図1.1**）：イメージング，ディスプレイ，伝送，記録（記憶），蓄積/検索，計測・認識・理解。

1.1.1 イメージング

イメージング（imaging）は人体のあらゆる情報を，様々の方法，形式で収集し，さらにそれを画像の形で記録する処理である。日常の言葉でいえば「撮影する」という言葉がふさわしい。

〔1〕 **イメージングの種類の規定要因**

イメージングの観点から見れば，画像の種類を定める主なポイントは次の点である。

（a） 人体にどのようなエネルギーを投射するか，あるいは，人体から放射されるどのようなエネルギーを記録するか。

（b） 自然に人体から放射されるエネルギーを用いるか（受動的（passive）なイメージング），あるいは，人体に何か作用を加えてその結果出てくる信号をとらえるか（能動的（active）なイメージング）。

（c） 対象の時間的変化や運動は考えないか（静止画），時間的変化や動きの記録を含むか（動画）。

（d） 人体上の観測/記録対象の部分は何か―体表，体内，標本，臓器，など。

（e） 主として得られる情報の内容は何か―形態，機能，物性，など。

そして，これらの項目の組合せによって様々の「医用画像」が得られる。現在用いられている（あるいは実験が試みられている）主なものを**図1.2**にまとめておく。同図で見られるように，これらの項目と対象によって，それぞれ慣用される名称をつけて，「×××画像」のように呼ばれる。例えば，単純（直接）撮影X線像，X線CT像，血管造影X線像，あるいは，部位や対象も含めた胸部X線像，心臓超音波画像，等々がある。

具体的な画像を，測定値に基づいてつくる処理はそれぞれのイメージングに特有の理論と処理技術に支えられている。それらは本シリーズのそれぞれの画像の巻で説明される［千原01，飯沼01，楠岡01］[†]。画像の解析，表示技術を適用する場合にも，そこに記録されている濃度値の物理的意味がイメージングの種類によって異なることは十分意識しておく必要がある。

〔2〕 **解 像 度**

基本的にそれぞれのイメージング技術には固有の解像度があることも理解しておく必要がある。**解像度**（**分解能**，resolution）は，画像を構成する要因に対応するそれぞれの次元に対して存在する。代表的なものを次にあげておく。

（a） 時間解像度：どの程度早い現象を記録しているか，あるいは，どの程度の

---

† ［ ］で囲んだ一回り小さい文字は巻末の参考文献および参考書籍，資料等を示す。

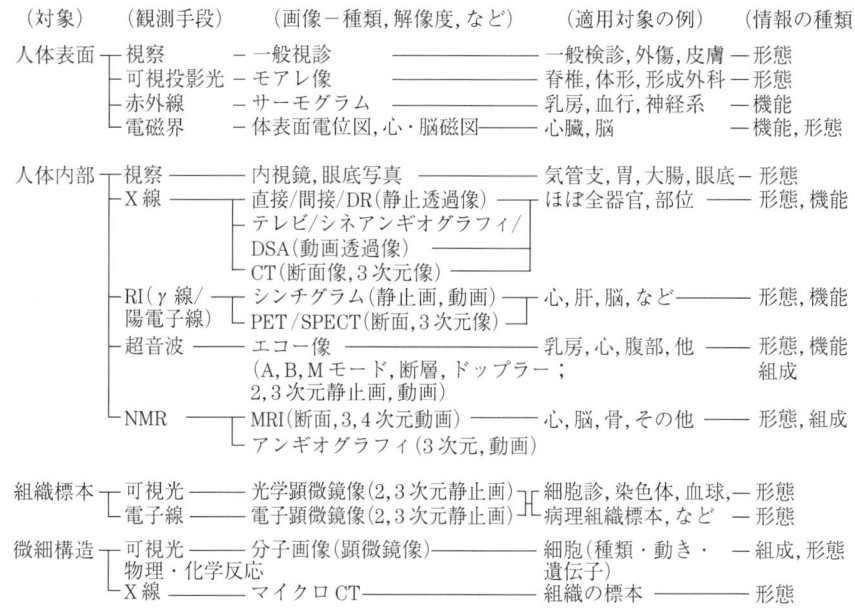

図 1.2 主な医用画像の例

時間間隔が分離できているか。例えば心臓の形を 0.1 ms 間隔で記録した MRI 画像など。

（b） 空間分解能：対象をどの程度の大きさまで区別して記録できるか。例えば画素の大きさ 0.6 mm×0.6 mm，スライス厚 1 mm の CT 像，など。

（c） 濃度分解能：最大濃度値と最小濃度値の間が何段階まで区別できるか。例えば濃度値を 12 ビットで記録した胸部 X 線像，など。

ちなみに，解像度（とりわけ空間解像度）は常に実体としての対象と関係づけて考えなくてはならない。例えば，同じ 512×512 画素の画像でもその 1 画素が対象の 1 μm に相当するか 1 mm に相当するかによって解像度の実際的な意味は全く異なる。また，最近のイメージング技術の大半は測定用の検出器（センサ）の出力を直ちにディジタル化して記憶する。このとき，一つの数値のディジタル表現に用いられるビット数（例えば 1 バイト＝8 ビット）は上記の分解能（解像度）とは必ずしも一致しないことに注意しなくてはならない。例えば 8 ビットで一つの数値を表現することは $2^8=256$ 通りの値を区別して表現できるということであって，測定値がそれだけの精度で区別できているかどうかは全く別の問題である。

〔3〕 **モダリティ**

実際の診断・治療においては，一人の被検者に対して目的，状況に応じて最も適切なイメージング（したがって画像の種類）が選ばれる。このようなイメージングの種類（画像の種類）を**モダリティ**（modality）と呼んでいる。例えば一人の患者から，単純 X 線像，X 線 CT 像，MRI などのように異なったイメージング法を用いた画像を撮ることも少なくない。これをまとめて一組の画像と見るとき，マル

チモダルな画像と呼ぶこともある。

1.1.2 ディスプレイ（表示）

計測された数値の集合のみでなく処理した結果の説明，画像の内容のより良い理解，などのために，プログラムによってコンピュータで絵を描く処理はコンピュータグラフィックス（computer graphics, CG）と呼ばれる。CG も含めてデータを画像化する処理は可視化（ビジュアライゼーション, visualization）と呼ばれる。ビジュアライゼーションも CG も画像処理の中では画像を描き，表示する技術であり，これをまとめて本書では「表示（ディスプレイ）」と呼んでおく。

医用画像処理の中では，後に述べる画像の解析結果の表示，3次元 X 線 CT 像の表示，バーチャルリアリティ応用の各種シミュレーションなどにおいてディスプレイは重要な役割を果たす。CG については本書の続編「画像情報処理（II）―表示・グラフィックス編―」で詳しく述べる。

1.1.3 伝　　　送

画像を空間的に離れたところに送る処理である。遠隔診断の中ではキーとなる技術の一つである。それは「画像」という形の情報をディジタル通信路に効率よくのせて，しかも，雑音に損なわれないように高い信頼度で送ることが基本となる。また，インターネットや院内情報ネットワークをはじめコンピュータネットワークの上での画像の利用のためにも不可欠の技術である。

1.1.4 記録・記憶

ディジタル画像をコンピュータ内に記憶すること，写真やビデオのように紙，フィルム，磁気ディスク，CD などの適当な媒体に記録すること，などにかかわる処理と技術である。限られたスペース，容量の中に効率よく記録すること，そこから高速に読み出すこと，あるいは，別のメディアに移すこと（コンピュータのメモリから CD へ，など），等々が中心となる。特定の撮影装置で記録した画像がそれらの専用のコンピュータでしか読めないといった「画像データの互換性」の問題に最も関係が深い領域である。

1.1.5 蓄積・検索

得られた画像を組織的に蓄積していくこと（画像データベースの作成），およびそこから必要な画像，見たい画像を取り出すこと（画像検索）にかかわる領域である。総合病院などで毎日発生する多種多様な医用画像を総合管理する画像収集伝送システム（picture archiving and communication system, PACS）の中核技術である。また，ネットワーク上での画像の閲覧（ブラウジング），検索においても重要度を増している。

1.1.6　画像の変換・認識・理解

読影，診断，計測などのように画像の内容に関する処理（判断とか理解を伴う処理），および，それに密接に関係する前処理的なものをここに含める。本書の主題となる領域であり，狭い意味で画像処理というときはこれらを指すことが多い。また，医用画像の**コンピュータ支援診断**（computer-aided diagnosis, CAD）の中核をなす技術でもある。以下に主な例をあげておく。

（a）　画像の変換：診断に役立つように画像の特性を変える。画像のフーリエ変換と特定周波数成分の強調，コントラストの強調，階調変換などを含む。

（b）　画像の計測：画像から診断に役立つ特徴量を計測する。

（c）　画像認識：画像の自動的な分類，要注意箇所のマークづけ（マーキング），特定の臓器の自動抽出など，画像の内容に関する何らかの判断を自動的に行う。例えば，スクリーニング用 X 線像から異常を疑われる陰影を検出してマークをつける，バーチャルリアリティ応用のシミュレーションシステムにおいて胸部 CT 像から気管支や血管を抽出するなど。いわゆる**自動診断**，診断支援（CAD），**セグメンテーション**（segmentation）などの言葉で表される処理はおおむねここに入る。

1.2　画像データのモデル化

1.2.1　アナログ画像とディジタル画像

ここで本書の説明で用いる「画像」というものの形式的な表現を与えておこう。紙やフィルムのような 2 次元平面の上に記録された画像に対して，その画面上に座標軸 x, y 軸を導入し，点 (x, y) の値を $f(x, y)$ で表すことにする。この $f(x, y)$ の値として，画像の濃淡や色を表す値を入れたものを，画像（厳密にいえば 2 次元画像）と考える。特に次で述べるディジタル画像と対照させるときは**アナログ画像**（または**連続画像**），f の値を**濃度値**と呼ぶ。例えば，アルゴリズムの説明などで特に物理的な意味づけを考えない場合には**画素値**という言葉も用いる。1.1.1〔1〕項で述べたように f の値の物理的意味はイメージングの方法によって異なる。その一例を**表 1.1** に示す。ただし，本書で扱う画像処理技術やアルゴリズムの大部分はイメージングの種類にかかわらず共通に適用できるものであるため，説明では単に「濃度値」という言葉を用いる。

表 1.1　医用画像の濃度値の物理的内容

X 線写真（直接撮影像）	人体を透過してフィルム表面に到達した X 線のエネルギー強度
X 線 CT 像（3 次元画像）	空間の微小体積要素における X 線透過率（減衰率）
磁気共鳴画像（MRI）	空間の微小体積要素における磁気共鳴信号の強度
超音波画像	空間の微小体積要素における音響インピーダンスの絶対値
サーモグラム	対象物表面の温度
組織標本顕微鏡像	標本スライドを照射した光源の透過光の強度（各色成分）

1.2.2 ディジタル化

コンピュータで処理する場合には，画面を正方形のます目に区切り，各ます目に適当な濃度値をもたせた形で画像を表す（標本化，または，サンプリングと呼ぶ）。このときは，ます目一つ一つを**画素**（**ピクセル**，pixel）と呼ぶ。扱いの便宜上，画素には通し番号（行番号および列番号）をつける。第 i 行 j 列画素を画素 (i, j) と書く。画素 (i, j) が値 f_{ij} をもつとき，この平面上の値 f_{ij} 全体の集合はやはり一つの画像を表す（直感的には第 i 行 j 列画素の濃度値が f_{ij} で与えられる画像である）。これを（2次元）**ディジタル画像**（two-dimensional digital picture，**2D画像**）と呼び，$\mathbf{F} = \{f_{ij}\}$ のように書く（図1.3，図1.4）。なお，書物によっては輝度値（brightness）および濃度値（gray value）という言葉は厳密に定義された物理量として用いられることもあるので注意されたい。

ディジタル画像を前述の連続画像と対応づける場合には，例えば，画素 (i, j) の中のすべての点 (x, y) の濃度値 $f(x, y)$ を平均した値を画素 (i, j) の濃度値 f_{ij} とするのが考えやすいが，実際にはそのほかにもいろいろの考え方がある。

以下，本書では特に断らなければディジタル画像のみを扱う。ただし，処理の手法，アルゴリズム，あるいは理論的解析を考えるときの便宜のため濃度値 f_{ij} は任意の実数値をとれるものとして扱う。また，説明をわかりやすくするために連続画像を便宜的に用いる場合もある。

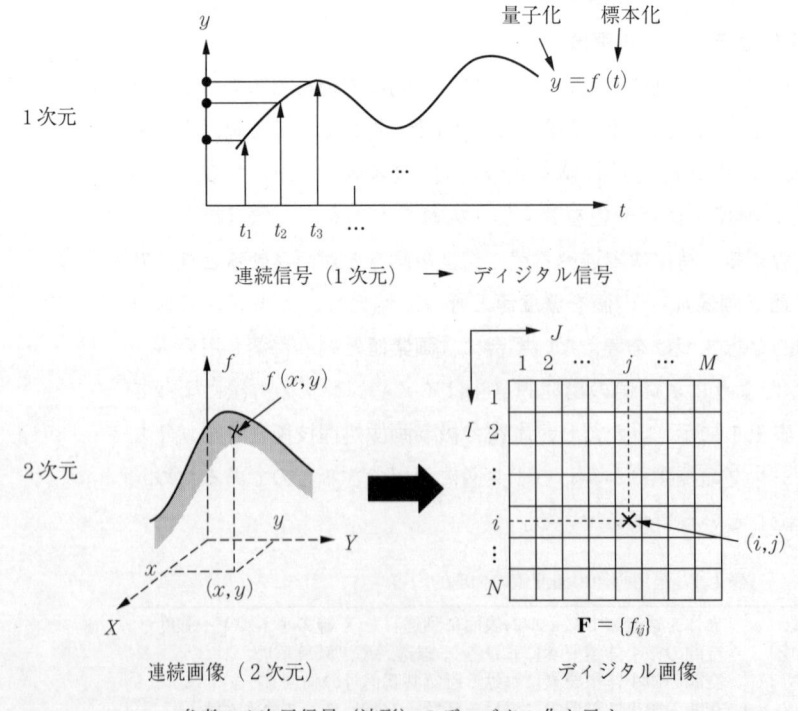

参考に1次元信号（波形）のディジタル化も示す。

図 1.3 画像のディジタル化

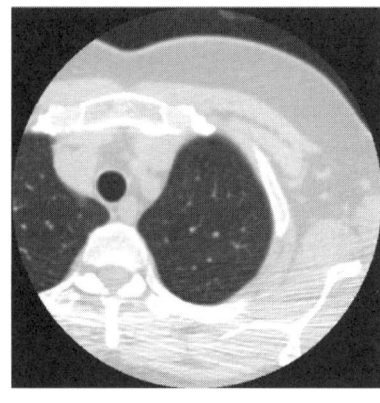 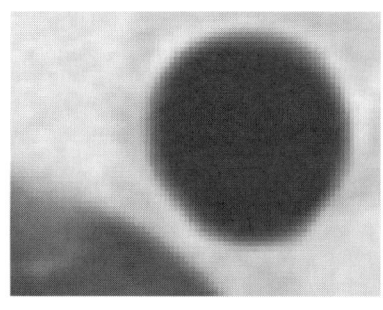

ディジタル画像の例は胸部 X 線 CT 像である。図中央付近の拡大図も示す。ある程度拡大すると一つ一つの画素が見えてくる。

図 1.4 2 次元ディジタル画像

ノート

ディジタル画像

ディジタル画像には次のような考え方もある。X 軸および Y 軸に平行に等間隔に直線を引き，その交点（正方格子上の格子点）を考えて，それに行，列番号をつける。第 i 行 j 列格子点における濃度値を f_{ij} とするとき，f_{ij} 全体の集合をディジタル画像と考える。これは，前述の画素 (i, j) の中心に第 i 行 j 列格子点があって，その点の濃度値が画素 (i, j) の濃度値 f_{ij} と等しい値をとると考えれば，さきに述べたディジタル画像と対応がつけられる。このときの格子点を**サンプル点**（標本点）と呼ぶこともある。実際のディジタル画像では濃度値 f_{ij} の値も連続値ではなく，有限種類の値のどれかに割り当てる（濃度値の**量子化**）。例えば，2^n 種類（$n=8 \sim 16$，いわゆる 8 ビット（1 バイト）〜16 ビット）の値を用いることが多い。また，画素の個数も有限である。一般に M 行 N 列，例えば $64 \times 64 \sim 1\,024 \times 1\,024$ 程度が多い（画素の総数 MN あるいは $M \times N$ を画像の大きさと呼ぶ）。濃度値の量子化と画面の標本化を合わせて**ディジタル化**（digitization）と呼ぶ。デジタルカメラではずばり"MN 画素"というのを（300 万画素などのように）セールスポイントにしている。

ノート

ディジタル化の誤差

画素の大きさや標本点間隔が有限であること，および，濃度値が有限の個数の値しかとれないことは，任意に細かく観察できたり，任意の実数値をとれる場合の結果と比べると何らかの誤差を生じる（**標本化誤差**（サンプリングエラー），および量子化雑音，あるいは**量子化誤差**と呼ばれる）。応用上この誤差が悪影響を与えない程度に画素を小さくし，量子化のレベル数を多くしておく必要がある。詳細は専門書に譲る［鳥脇 88］。

1.2.3 動　画　像

　対象の動きや時間的変化に注目する場合には，注目する対象の2次元画像を適当な時間間隔で（もしくは適当な時点において）作成する。その結果として2次元画像の時系列が得られる。記号的には，時刻 t_k における画像 $\mathbf{F}_k$

$$\mathbf{F}_k=\{f_{ij}(t_k)\},\ k=0,\ 1,\ 2,\ \cdots$$

の組である。これを**動画像**と呼ぶ。例えば，通常のテレビの画面は1/30秒間隔で1枚の画像を映している（ただし，厳密にいえば，従来のテレビジョン画像は画素やサンプル点でディジタル化されているわけではなく，むしろアナログ画像である）。動画像の中の1枚1枚の画像を，しばしば，**フレーム**（frame）と呼ぶ。例えば，「テレビは毎秒30フレームで画像を表示している」というようないい方をする。医用画像では，血管に造影剤を注入してその移動の状態を記録したX線像の組—アンギオグラフィ（angiography），心臓の拍動を観察する超音波画像，などがある。なお，特に「動き」を意識するものではなくても，経時的観察のために同一患者の同一部位を撮影した画像の組も，時間間隔が非常に長かったり，不均一であったりする点を除けば，形の上では動画像と同じ性格をもつ。例えば，肺がんを疑われる陰影をもつ患者の胸部X線写真やCT像は何年にもわたって繰返し撮影され，経過観察が行われることがある。

1.2.4　3次元画像

　X線CTや磁気共鳴映像法（MRI）による画像は人体の断面の映像（2次元画像）をつくり出すことができる。そこで，例えば人体の中心軸（体軸）に直交する多数の断面で2次元画像をつくって，積み重ねた場合を考えてみよう。すなわち，第 k 枚目の断面を表す2次元画像

$$\mathbf{F}_k=\{f_{ijk}\},\ f_{ijk}=\text{第}k\text{断面における第}i\text{行}j\text{列画素の濃度値}$$

の組である。これを**3次元（ディジタル）画像**（3-dimensional digital picture, **3D画像**）と呼ぶ。記号上は

／ノート

モデルとしての3D画像

　最近のCT装置では人体を走査するX線の（体軸方向の）幅（スライス厚）とディジタル化における体軸方向の間隔（スライス間隔）はある程度独立に設定できる。濃度値の物理的意味づけを厳密に考えるときは，この点にも注意が必要である。また，センサなどが人体上を立方格子に沿って格子状に測っているとは限らない。また，断面の平面に沿って計測しているとも限らない。しかし，医師が受け取る時点では平行な断面像の組に組み立てられている。上記3D画像はこの段階以後の画像を表すモデルである。

$\mathbf{F}=\{f_{ijk}\}$,$f_{ijk}=$第 i 行 j 列 k 段画素の濃度値
と書くこともできる（**図 1.5**）。

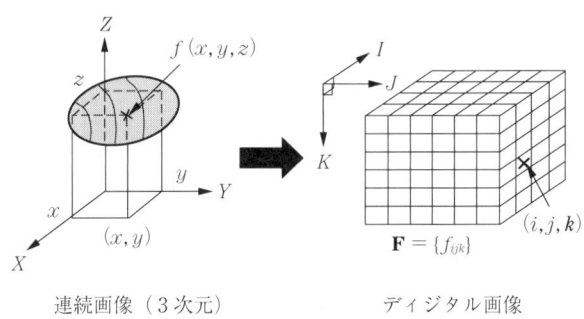

連続画像（3次元）　　　　ディジタル画像

図 1.5　3次元ディジタル画像

3D 画像は，また，3次元空間を直角座標（X，Y，Z）軸方向に立方体の小区画に区切り，各立方体にその位置での空間の何らかの特性値 f_{ijk} をもたせたものと見ることもできる。このときの各立方体を**画素**（**ボクセル**，voxel）と呼ぶ（2D 画像のピクセルに対応する）。画素は立方体であることが，三つの座標軸方向に等しい解像度で記録された画像という意味で理想的である。画素には行，列，および，段の番号をつけ，第 i 行 j 列 k 段画素を画素（i, j, k），その画素の濃度値が f_{ijk} である 3次元（ディジタル）画像（3D 画像）を $\mathbf{F}=\{f_{ijk}\}$ で表す。

3D 画像の具体例の一つは，らせん走査型 CT 装置（スパイラル CT，ヘリカル CT の名称も用いられる）によって得られる平行な断面における人体断面像の組である。このときの各断面はスライス（slice）ともいわれる。ボクセルの大きさは各スライス内の画素の大きさ（縦長×横長）×スライスの厚さで定まる。イメージング装置の都合で，スライス内の画素の大きさと比べてスライス厚が大きいことがある。ただし，画像処理を実行するときにはスライス内もスライス間も解像度がほぼ等しくなるように（画素が立方体に近づくように）スライスを補間することが多い。

X 線 CT や MRI によって得られる人体の 3次元画像は，人体上でその画像がカバーする部分の構造を外形，内部状態ともに含めて記録しており，コンピュータ上にそれを再構築できる。これは，また，X 線透過係数とか磁気共鳴信号強度というイメージングの種類で定まる特性の観点から見た個々の人体そのものの再現ともいえる。その意味でこれを**仮想化された人体**（virtualized（または**仮想化人体** virtual）human body）と呼ぶ。

1.2.5　濃度値による分類

ディジタル画像の各画素の濃度値 f_{ij}（または f_{ijk}）がとりうる値の個数に着目すると，次のような場合がある。なお，これらは 2次元画像，3次元画像，動画像な

どの別に関係なく，濃度値のとりうる値のみによって定まる事柄である。

(a) **2値画像**：濃度値 f_{ijk} が2種類の値しかとらないもの。モデルとしては，0と1をとるとすることが多い。

(b) **濃淡画像**：濃度値 f_{ijk} が多数の値をとりうるもの（特に制約がないもの）。3個以上十分多数まで含む。

(c) **カラー画像**：f_{ijk} が色の情報をもつもの。原理的には，「三原色」といわれるように，赤（R），緑（G），青（B）の3成分それぞれの強度を表す3枚の濃淡画像のセットで表されるとみなすこともできる。

人体を記録した医用画像の大半は濃淡画像である。はじめから2値画像というのはまれであるが，何らかの処理をした結果の記録としては2値画像が頻繁に用いられる。また，可視光に基づく写真ではカラー画像が多い。例えば，内視鏡画像や病理標本の顕微鏡像などがあげられる。また，情報を明確にする手段として色が人為的につけられることも多い（擬似カラーと呼ばれる）。例えば，超音波画像の上で血流の方向を色で示したり，体表面の温度分布を色で表現するサーモグラム，体内の放射性同位元素から放射される線量の分布を示す PET（positron emission CT）などがある。

1.3 空間周波数

1.3.1 離散フーリエ変換

2次元画像を2変数関数と見ることによって，この関数を数理的な意味で全く異なる観点から見ることが可能になる。その結果を物理的に解釈することによって，実際的にも新しい観点から画像を扱うことができるようになる。ここでは，その最も代表的な例を紹介する。

まず，大きさ M 行 N 列の2次元ディジタル画像 $\boldsymbol{F}=\{f_{ij}\}$ を考える。これに対して次のような変換（変換 $\boldsymbol{F}\to\boldsymbol{F}$，すなわち，$\boldsymbol{F}$ から $\boldsymbol{F}$ への変換）を考える。

$$\boldsymbol{F}=\{F_{kl}\},\quad F_{kl}=\sum_{j=1}^{N}\sum_{i=1}^{M}f_{ij}\exp\left\{-J\cdot 2\pi\left[\frac{k(i-1)}{M}+\frac{l(j-1)}{N}\right]\right\} \tag{1.1}$$

ここで，k, l は高調波番号，$k=0, 1, \cdots, M-1$，$l=0, 1, \cdots, N-1$，$J=\sqrt{-1}$ である。

ここで，$\boldsymbol{F}=\{F_{kl}\}$ は新しい画像とみなされるが，その各点の値は複素数である。

これと数学的には全く等価な関係として次の形の表現もできる。

$$\boldsymbol{F}=\{f_{ij}\},\quad f_{ij}=\frac{1}{MN}\sum_{l=0}^{N-1}\sum_{k=0}^{M-1}F_{kl}\exp\left\{J\cdot 2\pi\left[\frac{k(i-1)}{M}+\frac{l(j-1)}{N}\right]\right\} \tag{1.2}$$

ここで，$i=1, \cdots, M$，$j=1, \cdots, N$，$J=\sqrt{-1}$ である。

特に $M=N$ の場合には，次の表現が得られる。

$F_{kl}=$（$\boldsymbol{F}$ の空間周波数スペクトル（後述）の第 kl 要素の値）

$$= \sum (\mathbf{F} \times \mathbf{F}'_{kl}) \tag{1.3}$$

$$\left.\begin{array}{l}\mathbf{F}'_{kl} = \{f'(kl)_{ij}\} \\ f'(kl)_{ij} = \exp\left\{-J \cdot 2\pi\left[\dfrac{(k-1)(i-1)}{M} + \dfrac{(l-1)(j-1)}{M}\right]\right\}\end{array}\right\} \tag{1.4}$$

ここで，式 (1.3) の $\mathbf{F}'_{kl}$ も一つの画像である（ただし，ここでも各画素の濃度値は複素数であることに注意しよう）。また，式 (1.3) 右辺の×は，二つの画像の同じ位置の画素の濃度値の積を表し，$\sum$ は全画素の濃度値の総和を表す。

さらに，1.5 節の画像間の演算の表現法を用いると，式 (1.3) は，画像 $\mathbf{F}$ の各点の値が，$\mathbf{F}'_{kl}$ という画像の各画素 (p, q) を f_{pq} 倍して画像全体にわたって加えたものであることを意味することがわかる。

この $\mathbf{F}'_{kl}$ という画像は，その各画素が式 (1.4) の形で与えられる（ただし，表現の便宜のために添字を1だけ増やしてある）。ここで，数学の公式

$$\exp(Jx) = \cos(x) + J\sin(x), \quad J = \sqrt{-1}$$

を思い出すと，画像 $\mathbf{F}'_{kl}$ は，k 方向，l 方向ともに濃淡が正弦波状に変化する画像であることがわかる。ただし，この正弦波の周波数が，k 方向，l 方向に，それぞれ，$2\pi k/M$，$2\pi l/N$ である。すなわち，1 周期分が M/k，N/l，あるいは，単位長（＝画像の一辺）当り k サイクルおよび l サイクルである。

このような性質から k，l を **空間周波数** (spatial frequency) と呼ぶ。すなわち，式 (1.3) は，1 枚の画像を，周波数（あるいは，周期）の異なる正弦波状の画像 $MN(M^2)$ 枚の加重和の形に分解するプロセスを示したものである。そして，周波数 (k, l) の画像が元の画像 $\mathbf{F}$ の中には重み F_{kl} 分だけ含まれていることを表す。あるいは，周波数 (k, l) の成分が強さ F_{kl} だけ含まれているともいえる。この各周波数成分の強度を示す値の全体，すなわち式 (1.1) の F_{kl} の全体を，画像 $\mathbf{F}$ の **空間周波数スペクトル** という。

式 (1.1) あるいは式 (1.4) は数学では画像 $\mathbf{F}$ の **離散フーリエ変換** (discrete Fourier transform, DFT) と呼ばれる。DFT が画像 $\mathbf{F}$ から空間周波数スペクトル F を求めるものであるのに対して，式 (1.2) は空間周波数スペクトル F から元の画像 $\mathbf{F}$ を求める形になっている。これを，F の **離散フーリエ逆変換** (inverse discrete Fourier transform, IDFT) と呼ぶ。

1.3.2 フーリエ変換

数式による表現は，実は連続画像の場合の方がはるかに簡単である。2 次元連続画像 $f(x, y)$ を次の式で $F(u, v)$ に変換する。

$$F(u, v) = \int_{-\infty}^{\infty}\int_{-\infty}^{\infty} f(x, y)\exp\{-J \cdot 2\pi(ux + vy)\}dxdy \tag{1.5}$$

$$J = \sqrt{-1}$$

逆に，$F(u, v)$ から $f(x, y)$ へは次の式で戻すことができる。

$$f(x, y) = \int_{-\infty}^{\infty}\int_{-\infty}^{\infty} F(u, v)\exp\{J\cdot 2\pi(ux+vy)\}dudv \qquad (1.6)$$

$$J=\sqrt{-1}$$

このときも，$F(u, v)$ は内容的には $f(x, y)$ と等価な情報をもつが，独立変数，すなわち，「観点」が違っている．式 (1.5) は $f(x, y)$ の**フーリエ変換** (Fourier transform)，式 (1.6) は**フーリエ逆変換** (inverse Fourier transform) と呼ばれる．$F(u, v)$ は，やはり，画像 $f(x, y)$ の空間周波数スペクトルと呼ばれている（**図 1.6**）．

濃度値が細かく変動したり，あるいは急激に変化する部分（例えば輪郭線付近とか，複雑な模様をもつ組織の表面，など）では，高い周波数の成分がたくさん含まれる（u, v の大きい値に対する F の値，k, l の大きい値に対する F_{kl} の値が大きい）．逆に，明るさが一様に近い領域では低い周波数の成分が多い．

ノート

空間周波数スペクトルの例

空間周波数の簡単な例を図 1.6 に示した．(a), (b) は，それぞれ，$f(x, y)=\sin 2\pi x$，および，$f(x, y)=\sin 2\pi y$ を示す．ただし，原点を左上にとってある．これは，ディジタル画像の画素の番号の原点（画素 (0, 0)）が普通は左上にあるためである．(c) には，(a) と (b) の和を，(d) には (a) と (b) の 10 倍の和を示す．

実際に例えば (c) が先に与えられると，そのフーリエ変換（空間周波数スペクトル）をつくれば，(c) が x 方向，および y 方向に正弦波状に変化する成分（図の (a) と (b)）を同じ強さで含むことがわかる．同様に y 方向に正弦波状に変化する成分 (b) だけ 10 倍して (a) に加えると (d) のようになる．(b) の成分が 10 倍になっているから (d) を見ると (a) の成分があることはほとんどわからないが，計算すれば明らかになる．なお，印刷の都合上，濃度値の最大値と最小値が 0 と 1 になるように図ごとに調整してある．そうしないと，(d) 以外の図の濃度変化がほとんど見えなくなってしまう．

2 次元平面上で斜めの方向に正弦波状に変化する成分は x, y 両方向に変化する成分を用いて表す必要がある．例えば (e) がその例で，$f_5(x, y)=\sin(2\pi x+2\pi y)$ を示す．これと y 方向だけ変化する (f) を 2 対 3 の割合で加えたものが (g) である．(g) を見ただけでどんな成分が含まれているかすぐにはわからないが，やはりフーリエ変換すれば簡単にわかる．

これらの空間周波数スペクトルを (h) に示す．$f_i(x, y)$ のスペクトルを $F_i(\omega_x, \omega_y)$ ($i=1, 2, \cdots, 7$) で表す．ω_x 軸，ω_y 軸は x, y 軸方向の成分で周波数はこの図の範囲では $\omega_x=\omega_y=1$ ($2\pi x$, $2\pi y$ のもの)，$\omega_y=2$ ($4\pi y$ のもの) の 2 種類しか出てこない．すなわち，$(\omega_x, \omega_y)=(1, 0), (0, 1), (1, 1), (0, 2)$ の 4 点にしか 0 でない値は出てこない．これらの各点での値を図中に記入してある．

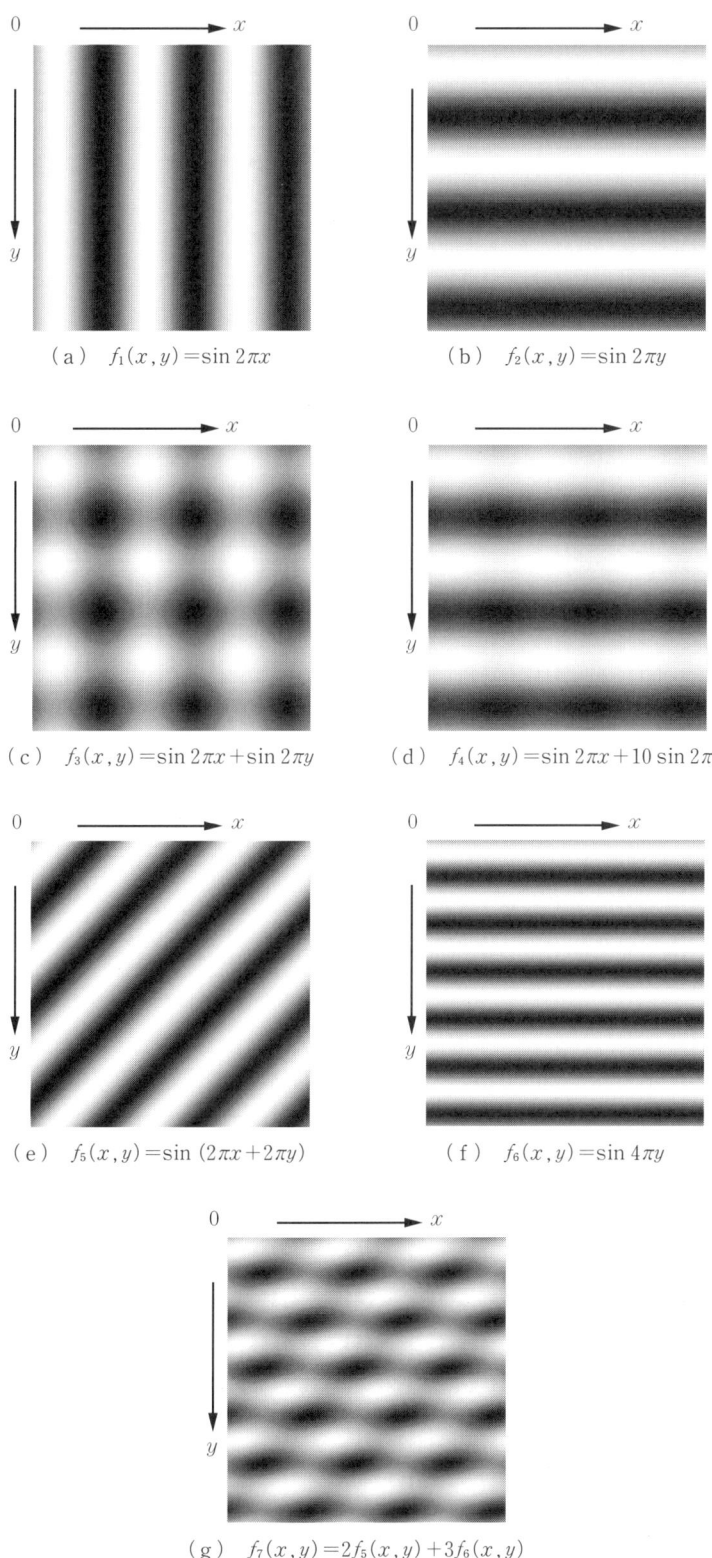

図 1.6 空間周波数と空間周波数スペクトル例 (12 ページのノート参照)

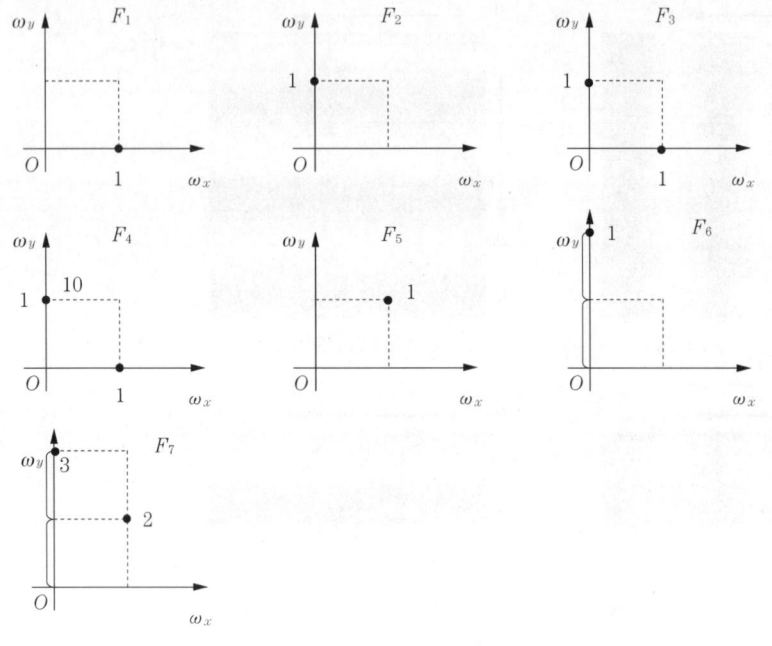

(h) (a)～(g)の空間周波数スペクトル

図 1.6 （つづき）

人間の目はあまり高い周波数の成分は見えない，すなわち細かい変動は見分けられない。画像を伝送するネットワークにも歪みなく送りうる周波数には上限がある。プリンタや X 線写真フィルムにも記録可能な空間周波数に限界がある。こういう観点からの画像伝送・表示系の評価尺度として，単位長（例えば 1 mm）当り白と黒の平行線のペアが何本まで分解できるか（line pair per mm（lp/mm）），あるいは，単位長（例えば 1 インチ）当り何個の黒点が分解できるか（dot per inch (dpi)）を表す値が用いられる。

また，画像伝送系においては，各空間周波数ごとにどの程度減衰するかで系の特性を表す。この減衰特性を空間周波数の関数として表した曲線を，電気通信系では「系の伝達関数（transfer function）」とか空間周波数特性（spatial frequency characteristics），写真や光学機器の分野では光学的伝達関数（optical transfer function，OTF）と呼んでいる。

なお，数学の立場からいえば，この種の操作は**積分変換**，あるいは，**直交展開**と総称される。上記フーリエ変換はその一例であるにすぎない。

詳細は 15 ページと 20 ページのノート，および，専門書［鳥脇 88，巻末参考書リスト］に譲る。

1.3.3 空間周波数の応用

空間周波数の応用例として次のようなものがある。

（a） **システム評価**：画像伝送，表示システムの能力の評価尺度として用いる。
（b） **画像変換**（画像の強調，抑制）：特定の周波数の範囲にある部分の強調，抑制，除去，などを行う。
（c） **画像の圧縮**：不要，あるいは，価値の少ない空間周波数成分を除くことで記憶容量を節減したり，伝送効率を高める。
（d） **画像認識の特徴量**：画像パターン認識における特徴量を空間周波数スペクトルから抽出する。
（e） **処理系の設計指針**：各周波数ごとに，その周波数の成分にどういう効果をもたらすかを指針として処理の方法や処理システムの性能を設計する。例えば，空間周波数特性に基づくフィルタの設計など。

／ノート

積 分 変 換（その1）

フーリエ変換に関する処理は数理的説明に偏りがちで少しわかりにくい。直観的理解を助ける視点をいくつかあげておこう。

（1） 式（1.5）のように

$$F(u, v) = \int_{-\infty}^{\infty}\int_{-\infty}^{\infty} f(x, y)\phi(x, y; u, v)\,dxdy$$

の形の式は，二つの関数 $f(x, y)$ と $\phi(x, y; u, v)$ が全体としてどの程度似ているかを示す一つの尺度である。この式の値が正で大きいほど，ある意味で両者は似ていると考える。このとき，u, v はある種のパラメータであって，u, v を変えると ϕ のかたち，したがってこの類似性も変わる。

（2） 関数 $f(x, y)$（＝ここでは画像）は (x, y)（＝ここでは画面上の点の座標）の関数である。すなわち，点 (x, y) の濃淡の値が $f(x, y)$ であるという見方をする。一方，上式の $F(u, v)$ はこれを (u, v) の関数と見る。実は，ある種の ϕ に対しては数理的には $F(u, v)$ と $f(x, y)$ は完全に等価であることが知られている。$F(u, v)$ は関数 $f(x, y)$ の中に $\phi(u, v)$ という成分がどれくらい多く含まれているかを表す。いわば，同じ関数（本書の主題からいえば画像）を，画面上の「**各点ごとにどれくらいの強度か**」を見るか，「**$\phi(u, v)$ という成分がどれくらいの強度か**」を見るか，という風に観点を変えてみることになる。はじめに考えた (x, y) における強度分布から視点を (u, v) に変えてみたときの強度分布（上でいえば $F(u, v)$）をスペクトルという。

（3） $\phi(u, v)$ としては，具体的にはいろいろの関数を選べるから，各応用に都合のよいものを使える。よく使うのは，式（1.5）の複素指数関数 $\exp J(ux+vy)$，$J=\sqrt{-1}$（フーリエ変換），正弦関数 $\sin(ux+vy)$（正弦変換），余弦関数 $\cos(ux+vy)$（余弦変換），などである。この関数の選び方の一般的な法則はおそらくない。

1.4 画像認識とその過程

本書で主として意識している処理は画像の認識（画像のパターン認識）であり，そのための様々の手法の基礎となる事柄である。そこで，画像の認識という機能について，簡単に説明しておこう。

1.4.1 判断・決定

画像のパターン認識は，与えられた画像に関して何らかの判断・決定を行うことである。ただし，これをコンピュータで行う場合には，分類すべき結果はあらかじめ定められた何種類かの名前（クラス，またはカテゴリーと呼ばれる）であり，その中から最も適当なものを選ぶという形をとる。医用画像の認識の場合，入力画像は人体もしくはその一部を記録した画像であり，それに基づく判断・決定は，まず第一に，入力画像中に記録されている臓器，あるいは，患者の状態に関する判断・決定である。それに加えて，特に認識の最終結果に至る前の中間段階では画像上での状態に関する判断が入ってくる。以下にいくつかの例をあげる。

（a）**画像全体の分類**：画像に基づいて患者の状態を判定する。例えば，スクリーニングで撮られた胸部 X 線像から正常か要精検に分ける，など。

（b）**部分画像の分類**：（a）と同様であるが，1枚の画像の中に判定対象が複数存在する。例えば，細胞診の顕微鏡像から細胞を見つけて，それががん細胞かどうか判定する場合など。このときは，まず細胞を一つ見つけて取り出すこと，次にそれを正常かがん細胞か判断すること，さらにその結果を総合して被検者の状態を判定すること，という少なくとも3種類の「認識（判定，決定）」が含まれる。

（c）**対象物の決定**：病気の診断という意味では直接の対象ではないが，画像中

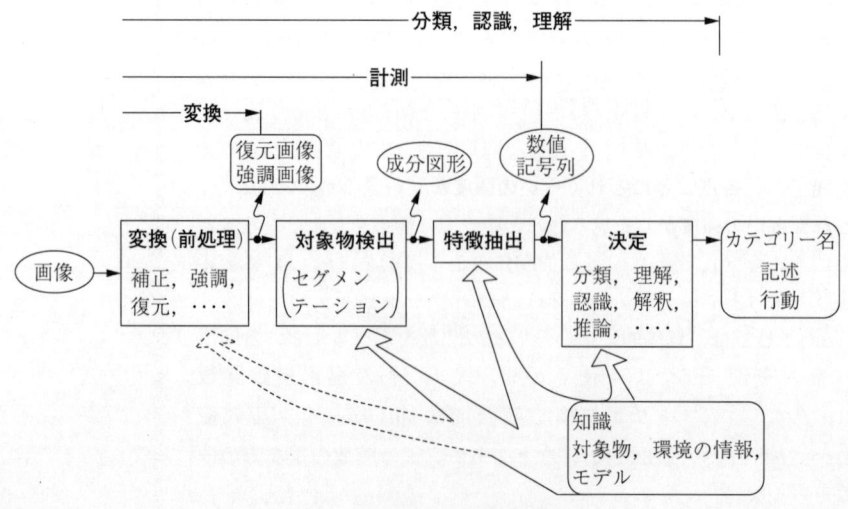

図 1.7　画像パターン認識の過程

にいろいろのものが写っているとき，それらがどこにあり，何であるかを判断する。例えば，胸部 X 線直接撮影像の中から心臓，肺，気管支，血管，などを認識する。このプロセスは，臓器の切出し，とか，**セグメンテーション**と呼ばれる。これは最終的な認識結果に至る前段階として非常に重要である。一方，画像の認識という処理として見る限り（a），（b）と本質的な違いはなく，ときには同程度に難しい問題である。また，（a）（b）の成否の鍵となっていることも少なくない。

さて，この画像の認識の過程は対象と目的によって非常に多様であるが，その中の基本的と思われる段階を**図 1.7** に示す。ここで，入力はそのときの分類の対象となる画像であるとしておく。場合によってはそれは大きい画像の一部分であるかもしれない。

1.4.2　特　徴　抽　出

すでに述べたように，最後の段階では決定の結果（クラス名）を導くことになる。その方法は 5 章で述べるが，現在用いられる手法は，数値の組（ベクトル）もしくは記号の組（記号列，シンボル列）のみを扱いうる。そこで，「決定（クラス名，ラベルの選択）」の前には，画像から比較的少数個の数値の組かシンボルの組への変換を行う処理がくる。これを**特徴抽出**（feature extraction）と呼ぶ。これは画像の計測でもある。計測すべき量の例については 4 章で述べる。

1.4.3　セグメンテーション

次に，もう一度セグメンテーションにふれる。例えば図形の大きさを計りたいとする。その前に，その図形を背景から切り離しておかなくてはならない。たくさんの図形が 1 枚の入力画像中に存在する場合には，それらを別々に切り離して取り出せるようにしておく必要がある。このように，処理の対象となる図形，あるいは，画像中で次に処理すべき対象となる部分を切り出す処理を，**図形の切出し**（**セグメンテーション**）と呼ぶ。

以上で《セグメンテーション → 特徴抽出 → 分類》という基本的図式が構成される。

1.4.4　前　　処　　理

実際には，セグメンテーションに入る前に，入力画像に少し処理を施してセグメンテーション以下をやりやすくする。これを**前処理**（preprocessing）と呼ぶ。画質が十分よくてそのままセグメンテーションのステップに入れるようならこの段階は行わない。また，セグメンテーションも前処理の一つとみなす場合もある。前処理の例としては，ランダムな雑音の除去・低減，歪みの補正，ぼけの修復，濃度値の変動範囲の調整，などがある。

1.4.5 中間出力の利用

以上の過程を最後まで実行すると画像の分類が行われる．しかし，その中間の処理の出力もそれぞれ意味をもつ．その例をいくつか次にあげておく．

(a) **前処理の出力**：前処理ではしばしば画質を大きく変える．一口にいえば画質の改善である．出力は画質の改善された画像であり，ときに，それは目的に沿った見やすい画像を医師に提供するためにも用いられる．例えば，次のような例がある（2章も参照）．

① ある成分の強調（輪郭強調，コントラスト強調，など）．特定の空間周波数成分の強調，エッジの強調，などもある．

② 雑音の除去，低減

③ 階調補正

④ 復元，補正　イメージング装置の性質で生じた像の歪み（例えばレンズによる歪み，など）を修正したり，ぼけた画像を元に戻したりする．MRI における磁場の歪みに基づく像の歪みの補正，CT におけるアーチファクト除去などはこの例である．

⑤ 変化の強調　同一人の2枚の画像からの変化の著しい部分の強調．例えば同一被検者の同種の画像からの経時変化の存在を強調，動画像からの運動する物体の検出，など．

(b) **特徴抽出の結果**：ここで行うことは画像からのいろいろの量の計測でもある．診断に役立つ量を定量的に計測できることはコンピュータによる処理の大きな特色である．とりわけ，3次元画像の場合には人間では計れない量が多いため，コンピュータ処理の特色が発揮される（4章も参照）．

(c) **セグメンテーションの結果**：ここではそれ以後の段階での処理の対象となる図形が切り出される．その結果はむしろ人間よりもコンピュータによる処理に役立つことが多い．例えば，3次元 CT 像から気管支や血管を抽出することは3次元画像を見ながら診断するためには不可欠の処理である．また，マンモグラム（乳房 X 線像）による乳がん診断のプログラムを働かせるためには乳房領域を認識して切り出すことは必須の要請である．

これらの各処理で用いられる手法については，本書の以下に続く章で順次説明する．上記の各ステップの処理の簡単な例を血液標本の顕微鏡像の処理（血球像処理）において見てみよう [鈴木 86, 山本 80]．

入力画像：血液標本を光学顕微鏡で観察した場合の視野に見える画像．通常は接眼レンズの視野内の画像を CCD カメラなどの入力装置を介してディジタル化し，コンピュータ内に取り込む．実際は染色処理を行ったカラー画像であるが，ここでは説明の簡単のため黒白濃淡画像とする．

前処理：簡単な平滑化処理（2.2節参照）でランダム雑音を減らした後，一つ一つの白血球，赤血球を抽出する（セグメンテーション）．主として核の情報を用い

血球の抽出と分類：一つ一つの血球像を切り出し，定められた数種類に分類する。そのため血球ごとの形状に関する特徴量十数個を計測する（セグメンテーション，特徴抽出）。血球の切出しがすでに画像のパターン認識である。さらに，一つの血球像の分類もまたパターン認識である。1画面より100個とか1000個といった血球像が抽出され，分類される。

画像全体の分類：上記の血球の分類の結果を集計して，種々のタイプの血球の割合を正常値と比較し，画像全体（あるいはそれに対応する被検者の状態）を正常，異常に分類する。

1.5 画像処理のモデル化

前節で述べた画像パターン認識の段階（あるいは，より一般に画像処理の全体）を実行するシステムを，入，出力の組合せから分類すると，

（a）このシステムへの入，出力がともに画像である場合
（b）入力が画像で出力が数値の組（ベクトル）である場合
（c）入力が画像で出力がシンボル（文字）の列である場合
（d）入力がシンボルと数値の組，出力が画像の場合

がある。この中で，本書で扱うのは主に（a），（b），（c）である。

1.5.1 画像演算

上記の（a）は入力画像を何らかの形で書き換えて新しい画像をつくるものであり，**画像演算**（picture operation）と呼ぶ。

画像演算の入力画像を $\mathbf{F}=\{f_{ij}\}$，出力画像を $\mathbf{G}=\{g_{ij}\}$ としよう。画像演算は，画像 $\mathbf{F}$ をもとにして新しい画像 $\mathbf{G}$ をつくる処理である。$\mathbf{G}$ をつくることは $\mathbf{G}$ の中の各画素の濃度値 g_{ij} を求めることである。この計算法については（いろいろの処理アルゴリズムとして）以下の章で述べる。ここでは説明の都合上，g_{ij} の計算に用いる情報の種類によって処理のタイプを分けておこう。

（a）**点演算**：g_{ij} の計算は入力画像の同じ位置の濃度値 f_{ij} のみに基づいて行われる。いわば1時点では1点ずつしか参照しないタイプである。

（b）**近傍演算**：入力画像の画素 (i, j) の周辺（近傍）にある画素の濃度値のみを用いる。計算しようとする画素の近くの濃度値のみを参照することから，**近傍演算**（あるいは**局所処理，空間フィルタ**）と呼ぶ（2章も参照）。

（c）**大局的処理**：1点の出力値 g_{ij} の計算においても常に入力画像全体もしくはそれに近い広い範囲の入力の濃度値を参照して計算する。

後に述べるしきい値処理や階調処理は点演算，空間微分は局所処理，画像のフーリエ変換は入力全体を参照する大局的処理の例である。画像（特に2D画像）は本

来2次元的な広がりをもつ情報である点に特色がある。したがって出力 $\mathbf{G}$ の1点の値を定めるためにも入力画像の全体を見なくてはならないことはむしろ普通である。例えば，ある点がループを描く（閉じた）曲線の上にあるかどうか，あるいは，2点が同一の図形上にあるかどうか，などの処理には原理的には入力画像全体を見ないと決められないケースがありうる。しかし，計算量の観点から見ればなるべく狭い範囲を参照するだけで結果が求まる方が有利である。その意味で上記の観点からの画像処理の区別は処理のかなり本質的な特色である。実際，画像処理プロセッサの設計上でも欠かせない情報である［岡崎04］。

また，出力画像の大きさ（画素数）が $M \times N$ であれば，出力値の計算を少なくとも $M \times N$ 回は行う必要がある。この点も計算量の本質的な性質として留意すべき事柄である。ただし，個々の処理に関してはこれより少ない計算量のアルゴリズムを工夫できる場合がある。

1.5.2 画像間演算

これらとは少し異なるタイプの処理として，二つの画像，例えば $\mathbf{F}=\{f_{ij}\}$ と

ノート

積 分 変 換（その2）

（4） ある関数 $\phi(x) \cdot \phi(y)$ を用いて

$$W(a_1, b_1, a_2, b_2) = \int_{-\infty}^{\infty} \int_{-\infty}^{\infty} \frac{1}{\sqrt{|a_1|}} \phi\left(\frac{x-b_1}{a_1}\right) \cdot \frac{1}{\sqrt{|a_2|}} \phi\left(\frac{x-b_2}{a_2}\right) f(x, y) \, dx dy$$

の形のものを，**マザー関数 $\phi(x) \cdot \phi(y)$ によるウェーブレット変換**（wavelet transformation）と呼ぶ。例えば

$$\phi(x) = \frac{1}{\sqrt{2\pi}\sigma} \exp\left(-\frac{x^2}{2\sigma^2}\right) \cdot \exp(-Jx), \quad J = \sqrt{-1}$$

のような例がある。このときは，関数 $f(x, y)$ を (x, y) の空間で見ることから別の空間 (a_1, b_1, a_2, b_2) において見るというように，視点を変える。

（5） （1）で示したように関数 $f(x, y)$ から $F(u, v)$ を求める方を一般に関数 f の積分変換と呼ぶ。普通は変換に使う関数 ϕ の形に対応して固有の名前もついている。例えば，上のフーリエ変換とかウェーブレット変換はその例である。これらを関数 f の「＊＊変換」と呼ぶのに対して，$F(u, v)$ から $f(x, y)$ を求める変換がもしあれば，「＊＊逆変換」と呼ぶ。理論にも応用にも役立つのは，「＊＊変換」と「＊＊逆変換」の両方が存在するような場合である。

（6） 関数 $f(x, y)$ がディジタル化されていれば，それに対応する $F(u, v)$ のディジタル版に対して，同じような変換，逆変換が存在する。これを離散＊＊変換，同逆変換と呼ぶ。ディジタル画像処理に役立つのはこちらの方である。例えば，離散フーリエ変換はその例である。詳細はディジタル信号処理の書物（本シリーズでは［佐藤04］，その他［榊原95］，［高木04］など）を参照。

$\mathbf{G}=\{g_{ij}\}$ から一つの画像 $\mathbf{H}=\{h_{ij}\}$ を求める場合がある．これを画像どうしの演算という意味で**画像間演算**と呼ぶ．

画像全体（全画素）に一様にある定数 c を加えたり，全画素の濃度値を一様に定数 c 倍するのは，最も簡単な画像処理の例である．すなわち

$$\mathbf{F}=\{f_{ij}\} \rightarrow \mathbf{G}=\{g_{ij}\}, \quad g_{ij}=f_{ij}+c, \quad \text{あるいは}, \quad g_{ij}=cf_{ij}$$

これを，簡単のため，$\mathbf{G}=\mathbf{F}+c$，$\mathbf{G}=c\mathbf{F}$ のように書く．上の分類でいえば点演算である．

二つの画像の同じ位置にある画素の濃度値の線形結合（加重和）によって新しい画像をつくる処理は，最も簡単な画像間演算の例である．すなわち，入力画像を $\mathbf{F}=\{f_{ij}\}$，および，$\mathbf{G}=\{g_{ij}\}$，出力画像を $\mathbf{H}=\{h_{ij}\}$ とするとき

$$h_{ij}=c_1 f_{ij}+c_2 g_{ij}, \quad c_1, \quad c_2 \text{ は定数}$$

これを，簡単のため，$\mathbf{H}=c_1\mathbf{F}+c_2\mathbf{G}$ のような記法で表現することがある．

画像間の差をとる（二つの画像の同一位置にある画素の濃度値の差をとる）画像間演算は，二つの入力画像の間で異なる部分を強調し，変化していない部分は消し去るという働きをする．この場合には，入力画像を $\mathbf{F}=\{f_{ij}\}$，および，$\mathbf{G}=\{g_{ij}\}$，出力画像を $\mathbf{H}=\{h_{ij}\}$ とすれば，$\mathbf{H}=\mathbf{F}-\mathbf{G}$ のような記法を用いる．例えば，エネルギーの異なる2種類のX線で撮影したX線写真の差をとる**エネルギーサブトラクション**は，二つのエネルギー間でX線吸収係数が特異的に変化する組織があれば，それを強調する．また，血管に造影剤を入れて高速で連続撮影したX線像の組（一種の動画像でもある）に対して，時間的に隣り合う画像間の差を次々に計算していくことによって，血管影において造影剤が到着した時刻の前後で，その部分の血管像を強調している．これによって血管中の血液の流れの状況が追跡できる．血管造影（アンギオグラフィ）と呼ばれる．あるいは，より詳しくディジタルサブトラクションアンギオグラフィ（digital subtraction angiography, DSA）と呼ばれる．式 (1.3) も乗算に関してこの表記法を用いている．サブトラクション（画像間減算（差分））については 6.3 節，動画像への応用については 6.2 節を参照．

1.6 医用画像処理小史

ここでは，医用画像とそのコンピュータ処理に関する研究と技術の発展の歴史的経緯をごく大まかに眺めてみよう．なお，巻末の資料類，とりわけ各種サーベイ記事も参照．

1.6.1 X線の発見と医用画像の始まり

医用画像の名称に値する画像が登場するのはおそらくX線の発見（レントゲン，1895）以降であろう．X線は発見直後から人体の撮影に用いられた．実際，レントゲンの論文には「…多くの点から見て特に重要なのは写真乾板がX線に感じる

ことが明らかになったことである。様々な現象を記録することができて，錯覚を容易に避けられるので，私は，この目で蛍光板で観察したことは可能な限りすべて写真撮影をして確かめた…」と記されている［舘野 01］。また，「…放電管と蛍光板の間に手を入れると手の影がごく薄く見える中に，手の骨の影がそれより黒く見える…」という記述もある。この論文は X 線の物理的性質を明らかにしようとしたものであって，医学の論文ではない。しかし，X 線の意義はそれによって人体内部が「見えた」ことであり，それを多くの人に認めさせたのは，写真という画像の「記録」機能であった。ちなみに，［高木 04］にあるように，筆者は英国 University College London の学内展示コーナーにおいて 1900 年頃撮られた当地の病院で最初の X 線写真を見ているが，指に刺さった針の状況がよく見えるという医学者のコメントがついていた（図 1.8）。人類はここで外科的には無侵襲で（放射線被曝の問題を除けばであるが）人体の内部を見る手段をはじめて獲得した。以後，X 線写真は急速に医学のあらゆる分野に広がり，診断ツールとして不動の地位を占める［舘野 95, 01］。しかし，X 線**写真**という言葉に代表されるように，情報は写真の形で得られ，それを見るのはもっぱら人間の医師であった［青柳 00，舘野 95, 01］。なお，X 線発見と医用応用の歴史に関しては［JAMIT a, b］，医療機器産業の視点からの発展については［梅垣 95］なども参照。

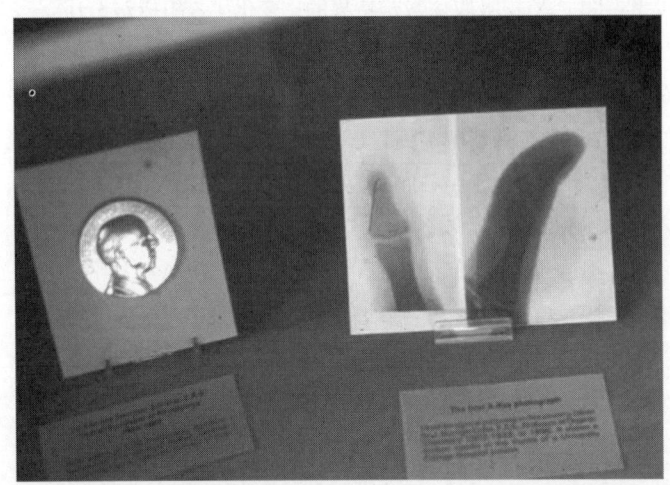

図 1.8　初期の X 線写真

1.6.2　コンピュータの登場と画像処理の開始

1940 年代にディジタルコンピュータが登場し（1945 年頃，ペンシルバニア大 Eckert および Mauchly の発明とされるが，いろいろ議論がある［星野 95］），情報処理の形態が一変する。それ以後，多くの人が画像処理への応用の可能性を考えたであろう。画像処理に関する筆者が知る範囲ではおそらく最初の国際シンポジウム（1968）［Cheng 68］には染色体画像の処理に関する論文が数編発表されている。染

色体顕微鏡像からの染色体像の自動分類（karyotypingと呼ばれていた）はその後一貫して医用画像処理の中心テーマであった．さらに，子宮がん検診用細胞診，血球自動分類，などの顕微鏡画像処理は1960, 70年代の医用画像処理における中心テーマであった［橋本69, 鳥脇72, Ledley 69］．血球分類に関しては国内でも商用装置がつくられている［尾上82, CG 73］．診断ツールとしてのX線写真ではなくて，これらの顕微鏡画像が対象として注目されたのは，画像の複雑さや大きさが当時のコンピュータで何とか扱える範囲にあったということが大きな理由であった．

1.6.3 X線写真のコンピュータ処理

X線写真のコンピュータによる処理に関する最も早い論文は［Becker 64］である．そこでは胸部X線写真正面像からの心陰影の抽出と心胸比などの特徴量の計測が行われていた［Sezaki 73］．なお，フィルムの感度特性や現像処理の性質を利用した画像処理（アナログ画像処理）の例はすでに1935年頃からある［Ziedses 35, 舘野01］．それは，実質的には現在のサブトラクション，DSA，エネルギー差分などに対応する考え方も含んでいる．

X線写真のコンピュータ診断を目指す研究は，1960年代から始まっている［鳥脇67 a, b, c, 70, Macy 68, Toriwaki 68, Suenaga 73 a, b］．胸部正面像からの異常検出はおそらく［鳥脇67 c］が最初である．鳥脇らの一連の研究は80年代まで続き［長谷川83］，パターン認識に基づく医用画像診断支援の一つの原型をつくった．欧米における胸部X線像からの腫瘤影自動検出の試みは［Sklansky 76］が最初であろうが，以後はほとんど見られない．この間，胸部X線写真のコンピュータ診断は，欧米では（後には日本でも）じん肺X線写真の処理が70年代から80年代にかけて盛んに行われている［Hall 76, 小畑94, 中災防86］．これらの研究については欧米のものは［Ginneken 01］，国内の研究は［尾上82, 鳥脇94］に詳しく述べられている．また，70年代以前の医用画像処理については，［尾上82, 鳥脇72］にまとめられている．

1.6.4 CTの登場とディジタル画像処理

1973年にコンピュータ断層撮影（computed tomography, CT, Hounsfield）が登場し，X線の発見にも匹敵するといわれる大改革が起こる．CTはイメージング自体がコンピュータ処理なくしてはできないものであったが，以後は医用画像処理の対象もしだいにCTに移っていく．画像処理全体で見ても，1972年に地球資源衛星（ERTS衛星，Earth Resource Technology Satellite）の画像の利用が始まり，CTと並んで画像処理におけるディジタルコンピュータの有効性がようやく確立された．

X線CTはそれまでの透過型X線像と比べると際立って鮮明であり，また，いままでになかった断面の映像をつくれることから，1980年代にはまたたく間に

様々な領域に広がった。また，投影からの断面の再構成という原理の実用化に刺激され，様々の新しいイメージングが70年代に一挙に登場する（それらの原理の詳細はそれぞれ違っていた）。例えば，MRI（magnetic resonance imaging，磁気共鳴撮像法，Lauterber, Mansfield, Damadianら），PET（positron emission tomography）がある［舘野01］。医学は画像診断の時代になったといわれたのはその頃からである。しかし，X線CTの本質的特徴は，それが結果として新しい種類の画像を提供したとしても，人体内部の微小体積素分の特徴を量的に計測できるという点にあった。つまり，レントゲンの発見したX線が，'人体を見る'手段であるのに対して，CTは'人体の特徴を測ることができる'手段であった［舘野01］。

X線CTのもう一つの効果は人体を1〜5mm（後に0.1〜0.5mm）間隔のボクセルでディジタル化する，すなわち，3次元ディジタル画像（3D画像）として人体を記録する道を開いたことである。これが実現されるのは1990年代のヘリカルCT（らせん走査CT）の登場によってである。しかし，実験的には手術のシミュレーションなどが80年代から研究され始めていた［安田86, 87, Yasuda 90］。

1.6.5 ディジタルラジオグラフィ

80年代にはディジタルラジオグラフィ（digital radiography, DR）も実用化された。これは従来型X線写真を形成した基礎情報である人体を透過したX線の平面上の強度分布を，銀塩系フィルムを経由せずに直接に電子的に記録する手段を手にした，という点でも，2次元センサを実現したという点でもきわめて大きな出来事であった［宮原84］。同時にその他多様な技術開発が始まり，直接撮影X線像のディジタル化（すなわち，ディジタルラジオグラフィ）が始まる。実際にはこれに刺激されて従来のフィルムも性能向上が図られ，現在でもフィルムそのものは使われている。同時に，スキャナによるディジタル化も併用されて，医用画像全体のディジタル化が進むことになった。さらに，医用画像全体をディジタル処理で管理しようとする画像収集伝送システムPACSが提案され（Dwyer, 1982），急速に進展し始める。

1.6.6 CADの実用化

1970, 80年代には乳房X線写真（マンモグラム）のコンピュータ支援診断も精力的に研究された［遠藤94］。この中で，K. Doi（シカゴ大）らは，X線写真の画像処理に基づくコンピュータ出力を参考にした医師の診断が医師のみのX線写真の読影による診断より能力が高くなりうることを，数千例の読影実験とROC解析によって実証し，コンピュータ支援診断（CAD）の意義を確立した［土井04, Doi 99］。これを受けて1998年にはアメリカにおいてCADツールとして初の商用機が，政府所轄機関の正式認可を得て登場した［特集04a, b, 土井04］。これらの研究と開発は，一方ではCADという機能の概念を明確にし，他方では医用画像処

理が診断支援ツールとして実用になりうることを実証したことによって，研究，開発の両面における意義は大きかった．2000年に入ると，X線像からのコンピュータによる異常候補陰影抽出を介して診断を支援する多様なシステムが現れ始める［科研04，桂川04，鳥脇00，Toriwaki 99］．

1.6.7 CADの多様化とバーチャルエンドスコピー

90年代には3D画像の利用もまた新しい画像処理応用の形を生み出す［Toriwaki 99］．1993年から94年にかけて，Vining（1993.11，アメリカ，virtual colonoscopy），鳥脇・森・片田（1994.6 virtual bronchoscopy）によって，独立に仮想化内視鏡システム（バーチャルエンドスコピー）が提案された［Vining 93, 03, 森94］．また，1993年には国際および日本コンピュータ外科学会（International Society of Computer Surgery ISCAS, JSCAS）が，ほぼ同じ頃コンピュータ支援画像診断学会（Society of Computer-Aided Diangosis of Medical Images, CADM）が発足し，医用画像処理の発展に大いに寄与している．CADはあらゆる領域で研究課題となり，また，同時に装置化を明確に意識した研究も世界的に著しく増えている．ちなみに，胸部3次元CTのCADの研究も90年代に始まっている．その前の手術シミュレーションとこのCTのCADの研究［安田86，87，Yasuda 90，森93］によって，医用画像処理においても3次元ディジタル幾何およびコンピュータグラフィックスが必須のツールであることが示された［Levoy 88，Whitted 80，鳥脇02］．2001年にはX線CTの肺がんスクリーニングへの利用が日本より提案され，その有効性がしだいに認められつつある［山本93，舘野90，Sone 98］．この場合は，画像データ量の膨大さから，画像解析，認識の活用は当初から念頭に置かれていた．最近では実用化に近いレベルまできている［仁木04 a, b，鳥脇04 c］．7章も参照．

1.6.8 仮想化人体の利用とイメージングの新展開

2000年代には3次元等方性解像度の3D画像の利用を前提として，『実人体を'仮想化'して自由に用いる』という考え方が実現されうる時代が始まる［鳥脇04 a, b］．仮想化人体のナビゲーション診断，情報強化内視鏡として仮想・実内視鏡の融合［鳥脇04 a, b］，外科領域における手術ナビゲーション［鳥脇99］，などが出てくる．60年代からの諸研究を受けて，乳がんのマンモグラム診断，肺がんの3次元CT診断（いずれもスクリーニング）のコンピュータによる診断支援は，ようやく国内においてもほとんど実用化可能なレベルに達している［特集04 a, b］．他方ではX線CTはマルチディテクタCTによって3次元動画の記録が可能となりつつあり，分子画像［特集03］などの新しい画像も登場するなど，再び医用画像処理においてイメージングのレベルから大きな飛躍が起こることを予感させる．

2

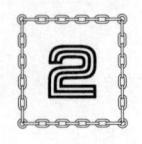

強調と抑制

　ある観点から見て必要性が高いとか意義が大きいと見られる成分を強調（強度を大きく）し，そうでない成分は抑制する（強度を小さくする）ことが，画像処理プロセスの中でしばしば行われる。これを，画像の強調（image enhancement），もしくは抑制（image suppression）と呼ぶ。例えば，空間周波数領域における高周波成分の強調，ランダムな雑音成分の抑制，図形の輪郭線やエッジの強調，などがある。本章では強調と抑制の基本的な考え方，および，基礎的手法について学ぶ。なお，本章の諸方法の詳細は巻末の文献にあげた画像処理の専門書を参照。

2.1　強調，抑制のための操作対象

　ここで述べる強調・抑制処理は，認識の対象がどこに存在してどのような特徴をもつかが具体的に知られてからそれを強調（もしくは抑制）するものではなく，個々の特定の認識対象に限定せずに広い範囲の対象を強調，もしくは抑制するために行われる処理である。例えば，胸部X線単純撮影像中の「大動脈」という特定の対象の像を強調するために行うというよりは，前回撮影した写真と比べて変化が見られる部分を強調するというように，より広い範囲の（性質が未知の）対象に共通すると期待される「画像の性質」を強調，あるいは抑制する処理である。その意味で強調・抑制の対象となる性質の例として，次のようなものがある。

2.1.1　一様濃度領域と変動濃度領域

　濃度値のような各画素の値が一様な領域は，実世界では同一対象物を表している可能性が高い。例えば，航空写真における耕作地の一区画などである。ただし，人体の内部や外観を記録した医用画像では濃度値が一様であるような例は比較的少ない。例えば濃度値の局所的な統計的変動の小さいところ（局所的分散が小さい領域）などが一応の目安となる。逆に濃度値の急激な変化が生じる部分とか細かい変動が続く部分からは何らかの図形や物体の輪郭線（境界線）の存在が示唆される。例えば入力画像の局所的な差分（空間差分）を表す画像をつくることがよく行われる（エッジ強調あるいは輪郭強調と呼ばれる）。

2.1.2 空間周波数

一般に高い周波数の成分は濃淡の細かい変動や急激な変化に，低い周波数の成分はゆるやかに変動する成分に対応する。例えば臓器の輪郭線や組織の細かい模様などは前者に対応する。人体の胸部X線正面像における体側から縦隔部へかけてのゆるやかな濃度レベルの変化は後者に対応する例である。そこで，空間周波数の特定の領域の成分の値を大きくし，別の成分は小さくするというようなタイプの処理で，入力画像の空間周波数構造を変えることがある。

2.1.3 コントラスト

コントラストの明確な定義は必ずしも確立しているとは言い切れないが，一つの例として，図形の境界線付近での濃度値の勾配に注目する。勾配が急峻であるほどコントラストが強いと感じる。そこで，濃度勾配が大きいところほどさらにその値を大きくする処理を画像全体に施すことでコントラストの強調を実現できる。視覚にとってコントラストをより強く感じさせる方向への画質の変換を，一般に**コントラスト強調**と呼ぶ。具体的に，画像の2階微分の絶対値を適当な重みをかけて元の画像に加える処理がしばしば用いられている（アンシャープマスキング（unsharp masking）と呼ばれる）（図2.1）。

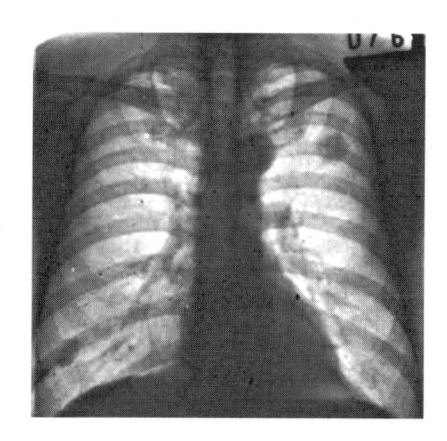

入力画像は図2.2（a）と同じ

図2.1 アンシャープマスキングの適用例

1.5節の画像演算のモデルを用いて書くと，入力画像を $\mathbf{F}=\{f_{ij}\}$，コントラスト強調の結果を $\mathbf{G}=\{g_{ij}\}$ とすると

$$\mathbf{G}=\mathbf{F}+w\cdot\mathbf{A}$$

ここで，$\mathbf{A}=\{a_{ij}\}$ は $\mathbf{F}$ にラプラシアン演算（3章参照）を施した結果の画像，w は重み係数である。

2.1.4 濃度値の確率分布

入力画像の全体，あるいは，指定された領域内での濃度値の確率分布を変えることによって，画像の様々な性質を強調，もしくは，抑制することができる。例えば，濃度値の確率分布を一様に近づけることで，一種のコントラストの強調効果が

期待できる。これは濃度値の分布もしくは**ヒストグラムの一様化（ヒストグラム等化**，histogram equalization）と呼ばれる（図2.2）。

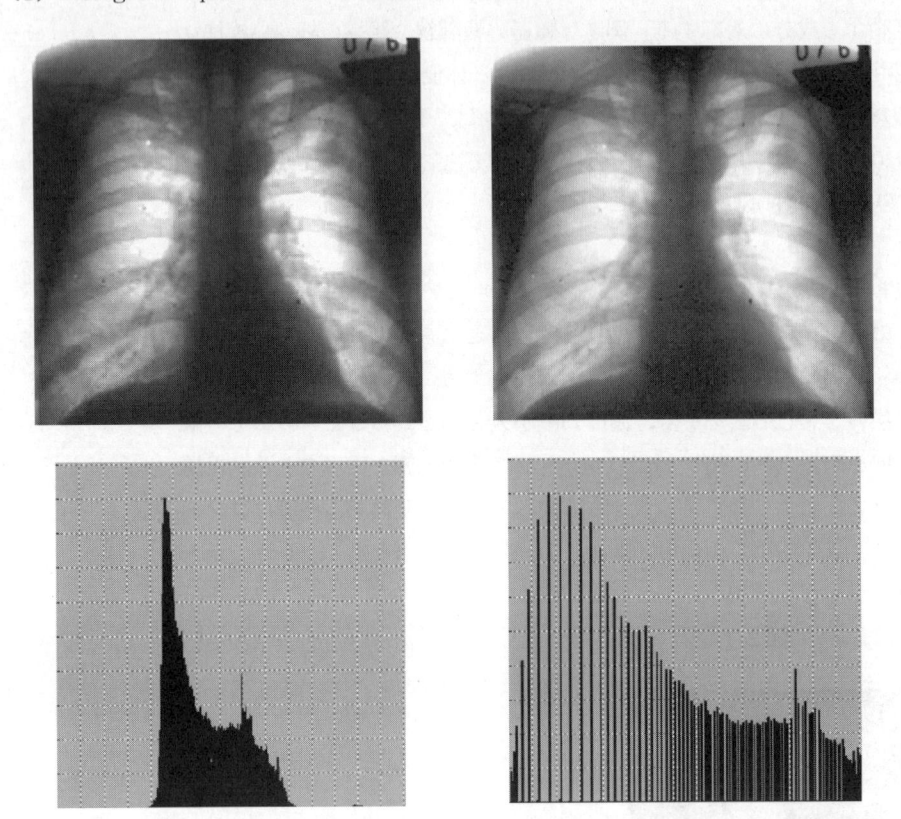

（a）入力画像とその濃度値ヒストグラム　　（b）ヒストグラム等化の結果と濃度値ヒストグラム

図2.2　ヒストグラム等化の例

2.1.5　画像間の変化

二つの画像を比較して差異のある部分を強調する（極端な場合として変化している部分のみを取り出して変化の量を求める）処理もよく用いられる。最も簡単なものは二つの画像の差をとる（重みをつけることもある）処理である（画像間減算，サブトラクション）。例えば，次のような例がある。

（a）血管に造影剤を注入する前と後のX線像の差をとることによって，骨に隠されて見にくい血管影なども明瞭に観察できるようになる（ディジタルサブトラクションアンギオグラフィ）。

（b）エネルギーの異なるX線によって2枚のX線像を撮り，その差を求める。この場合は用いたX線エネルギーに対して吸収係数が大きく異なる組織があれば，それが非常に明確に画像化される。すでに述べたエネルギー差分法（エネルギーサブトラクション法）である。例えば骨を除いて軟部組織のみの画像をつくることができる（図2.3）。

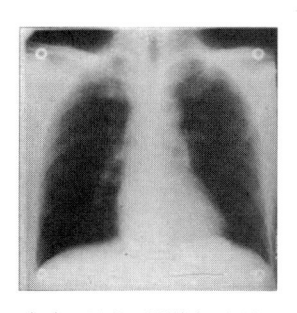

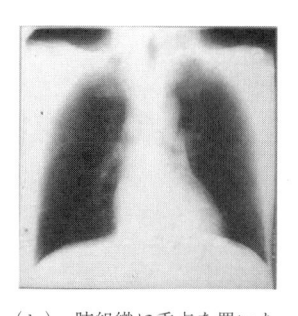

(a) 通常の撮影法の場合　　(b) 肺組織に重点を置いた撮影の場合との差分画像（骨が消去される）　　(c) 骨に重点を置いた撮影の場合との差分画像（骨とそれに近い構成の組織の像が得られる）

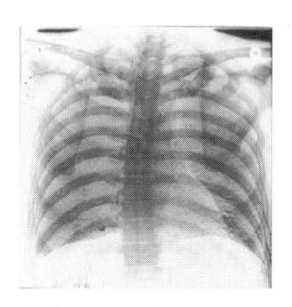

図 2.3　エネルギーサブトラクションの例

（c）同一患者の異なる時期に撮った X 線像の差によって病勢に変化を生じた部分を検出する（経時変化の検出）。これは異常の検出や治療効果の評価につながる（6.3 節も参照）。

（d）画像上に含まれている物体の一部に動きがある場合，2 枚の画像間の差を示す画像をつくれば，動いた部分や物体が強調される（移動物体の検出）。動かない背景を消す（抑制する）という意味で背景差分ということもある（6.2 節も参照）。

ただし，これらのいずれも同一被検者の 2 枚の X 線像を用いるため，実際には，撮影条件の変化（管電圧，など），撮影時の体位の差，呼吸や心拍動のような動きの発生によって見かけ上変化が生じたように見える場合もあるため，十分に注意を払う必要がある。違う人の X 線像を比較する場合には，さらに体格の違いが加わる。

また，2 枚以上の画像の差をとる（より一般に，直接に比較する）ときには，比較する画像どうしの位置を正確に合わせこと（**位置合せ**，**レジストレーション**（registration））が非常に重要である。そのために多くの方法が研究されている [Hawkes 01]。

2.2　濃度値の変化の強調と抑制

画素 $P=(i, j)$ の近傍の濃度値の局所的な変化の状況を見るために，通常は P の近傍の画素の濃度値に注目する。近傍の何点かの濃度値の差（差分値）（またはそれを拡大したもの）を出力すればその画像内での濃度の変化が強調される。これは**差分演算**（difference operation）（**差分オペレータ**）と呼ばれる。逆に，近傍の濃度値を平均化した値を出力すれば変化が抑制される。これは**平滑化処理**（smoothing operation）（**スムージングオペレータ**）と呼ばれる。以下に簡単な例を示す。入力画像を $\mathbf{F}=\{f_{ij}\}$，出力画像を $\mathbf{G}=\{g_{ij}\}$ で表す。

$$g_{ij} = f_{i,j-1} - f_{i,j+1} \quad (1\text{階差分},\ j\text{方向}) \tag{2.1}$$

$$g_{ij} = f_{i,j-1} + f_{i,j+1} - 2f_{ij} \quad (2\text{階差分},\ j\text{方向}) \tag{2.2}$$

$$g_{ij} = f_{i,j+1} + f_{i+1,j} + f_{i-1,j} + f_{i,j-1} - 4f_{ij} \quad (2\text{階差分},\ (4\text{近傍})\text{ラプラシアン}) \tag{2.3}$$

$$g_{ij} = \frac{1}{9}(f_{i,j} + f_{i,j+1} + f_{i,j-1} + f_{i+1,j} + f_{i-1,j} + f_{i+1,j-1} + f_{i+1,j+1} + f_{i-1,j-1} + f_{i-1,j+1})$$

（一様重み平滑化フィルタ，3×3 近傍） \hfill (2.4)

$$g_{ij} = \{f_{i,j},\ f_{i,j-1},\ f_{i+1,j},\ f_{i-1,j},\ f_{i,j+1},\ f_{i+1,j+1},\ f_{i-1,j-1} + f_{i+1,j-1},\ f_{i-1,j+1}\}$$

の中央値（またはレンジ（範囲））

（メディアンフィルタ（またはレンジフィルタ），3×3 近傍） \hfill (2.5)

いずれも，g_{ij} が画素 (i, j) における出力値を示す。このような処理を画面全体（すべての (i, j)）に対して行う。このほか，多数の差分演算や平滑化処理が工夫されている。詳細は［鳥脇 88, 02］参照。

2.3 局所処理の表現

前節の式 (2.1)〜(2.4) は次のように共通の形式で表現される。まず，各式とも点 (i, j)（＝画素 (i, j) ＝第 i 行 j 列画素）に対する出力画像の値 g_{ij} の計算式を与えている。そこで点 (i, j) に隣接する8個の画素（8近傍と呼ぶ，4.1節参照）における入力画像の濃度値を**図 2.4** の記号で表そう。このとき，点 (i, j) における出力画像の濃度値 g_{ij} を次の式で計算する処理を，8近傍に基づく重み関数 $w_0,\ w_1,\ w_2,\ \cdots,\ w_8$ の**線形フィルタ**と呼ぶ。

$$g_{ij} = w_0 f_{ij} + w_1 f_1 + w_2 f_2 + w_3 f_3 + \cdots + w_8 f_8 = w_0 f_{ij} + \sum_{i=1}^{8} w_i f_i \tag{2.6}$$

f_4	f_3	f_2
f_5	(i,j)	f_1
f_6	f_7	f_8

（a）画素 (i,j) とその8近傍の濃度値

w_4	w_3	w_2
w_5	w_0	w_1
w_6	w_7	w_8

（b）重みの値（重み関数, マスク）

図 2.4 線形フィルタ（マスク処理）の説明図

点 (i, j) における入力値 f_0 は出力の計算には用いる場合も用いない場合もある。用いないときは $w_0 = 0$ と考えればよい。重みの値は図 2.4（b）のように2次元画面上の入力と対応する位置に配置して図示するとわかりやすい。これを**マスク**，線形フィルタを**マスク処理**（**マスク演算**）と呼ぶこともある。

重み関数は，処理の目的，用途，機能によって様々のものが工夫されてきている。例えば，式 (2.4) は w_i のすべてが1の場合である。大まかにいえば，重み

のすべてが0以上であれば平滑化の機能をもち，一部に正と負のものが混在すれば，差分演算になる。

この概念は点 (i, j) の周辺のより広い範囲の入力濃度値まで用いる形に容易に拡張できる。差分演算の詳細は3.2節で述べる。

点 (i, j) の位置に平均値をもつ2次元正規分布（ガウス分布）の密度関数と同じ形の関数から定めた重み関数を用いるフィルタを**ガウス型（平滑化）フィルタ**（**ガウスフィルタ**，Gaussian filter）と呼ぶ。

平滑化演算は，イメージングのプロセスに不可避のランダムな雑音成分を抑制するために，計測，解析，認識を目指す処理の第一段階で適用されることが多い。この目的のためには，一様重み平滑化フィルタ，ガウスフィルタ，メディアンフィルタなどがよく用いられる。

ディジタル画像を1.2節で述べたように2変数関数と見て，各画素 (i, j) の周辺の局所領域ごとに連続関数（1.2.1項の連続画像）を当てはめるという考え方も提案されている。2乗誤差最小の意味で最適な当てはめを行うことがよく行われる。このとき，滑らかな関数を当てはめれば実質的には平滑化が実現できる。局所的な局面の当てはめは，特徴抽出の前処理として適切に用いると効果的である（3.2.1〔2〕項も参照）。

2.4　空間周波数領域における強調と抑制

2.1.2項で述べたように，高い周波数成分を除く（または，より小さい重みを乗じる）ことは平滑化の効果をもち，低周波成分に同じ処理を施せば変化を強調する効果を生じる。より積極的に，指定された範囲の周波数の成分を残し（強調し），それより高い成分も低い成分も除く（抑制する）処理も用いられる。通信の場合とのアナロジーから，これらの処理は，低域通過フィルタ（low-pass filter），高域通過フィルタ（high-pass filter），帯域通過フィルタ（band-pass filter）などの名称で呼ばれることもある。実際には，このような空間周波数領域における処理は，《入力画像にフーリエ変換を施す → 空間周波数スペクトル上で強調・抑制操作を行う → フーリエ逆変換を施す》という手順で実行する。

ディジタル画像に対するフーリエ変換と逆変換は，高速フーリエ変換（fast Fourier transform，FFT）および同逆変換と呼ばれるアルゴリズムで高速に実行され，近年はこれを行う集積回路チップ（ディジタルシグナルプロセッサ，digital signal processor，DSP）が活用される。

内容的にほとんど等価な処理を，2.2節のような画像を直接に処理する方法と並んでこのような空間周波数領域を経由した処理でもできる場合があり，装置やシステムの構成の選択肢が広がっている。

2.5 濃度値領域の強調と抑制

コントラストを強調する最も簡単な方法の一つは，濃度値がある範囲内の画素にはより大きい重みを乗じ，その他の画素にはより小さい重みを乗じることである。数式的に表現すれば，入力画像を $\mathbf{F}=\{f_{ij}\}$，出力画像を $\mathbf{G}=\{g_{ij}\}$ として，次のように書かれる。

$$g_{ij} = \begin{cases} w_1 f_{ij} & (t_1 \leq f_{ij} \leq t_2 \text{ のとき}) \\ w_2 f_{ij} & (\text{その他のとき}) \end{cases} \quad (2.7)$$

ただし，t_1, t_2, w_1, w_2 はあらかじめ定める定数である。

この処理は 1.5 節の表現を用いれば，典型的な**点演算**である。その内容は，入力と出力の濃度値の間の関係を示す**図 2.5** のようなグラフで直感的に理解できる。ここで，定数 t_1, t_2（二つとは限らない），および，f_{ij} から g_{ij} を求める計算式は，すべて様々のとり方ができ，それに応じて多様な画像変換が実現できる。

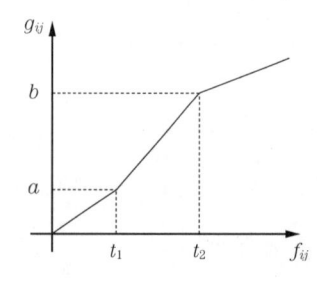

図 2.5 階調変換の説明図

例えば入力画像 $\mathbf{F}$ の中で重要な情報は濃度値 t_1 から t_2 の間にあるとする。また，表示装置の特性として濃度値 a 以上 b 以下の範囲を正確に表示できるとしよう。このとき，図 2.5 のような特性の変換を施すことによって，見たい濃度値の範

☕ コーヒーブレイク ☕

デジタル家電と画像処理

本章で述べた処理は，いまでは家電やオフィス機器でもよく使われている。また，市販の画像処理ソフトウェアでも容易に実行できる。例えば，デジタルカメラやコピー機には階調変換や濃度値ヒストグラムの作成と利用は様々の形で組み込まれている。また，パソコン上でのデジタルカメラ画像の変換，編集，補正などのソフトウェアでもかなり複雑な強調，補正，抑制などの処理ができる。図 2.6 (a) と (c) では，フィルム上の濃度値と印刷された明るさは互いに逆の関係になっている。実際の読影（医用画像の診断）でこのどちらを用いるかは，人の視覚特性，各医師の慣れや好み，作業時の疲労，室内環境，などのいろいろのファクタで変わる。また，ブラウン管ディスプレイ，フィルムの目視，シャウカステン，印刷書物，などのような使用する装置やメディアによって，優劣も，場合によっては見る人の印象も違ってくる。

囲 $t_1 \sim t_2$ を表示装置の表示可能な範囲 $a \sim b$ の区間全体に引き伸ばして，すなわち，表示装置の能力をフルに活用して観察できる．

ディジタル画像は濃度値が有限のレベルに量子化されているから，この種の変換は入力濃度値対出力濃度値の表を与えるだけで任意に定義でき，また，その実行もこの表を参照するテーブルルックアップでできるため，よく用いられる．この変換を総称して，**階調変換**（gray level transformation），または，**階調処理**と呼ぶ．また，入出力の関係が近似的に比例関係にあるものは写真関連の領域では**ガンマ補正**（γ correction）と呼ばれて古くから用いられていた（図 2.5，図 2.6）．

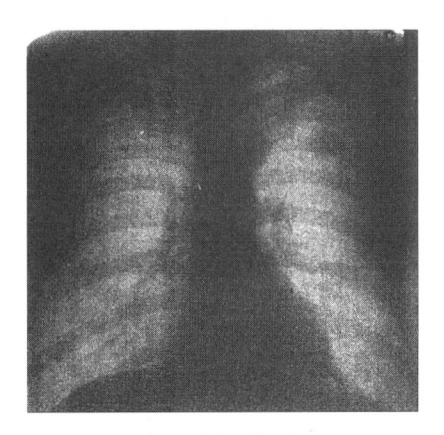

(a) 原 画 像

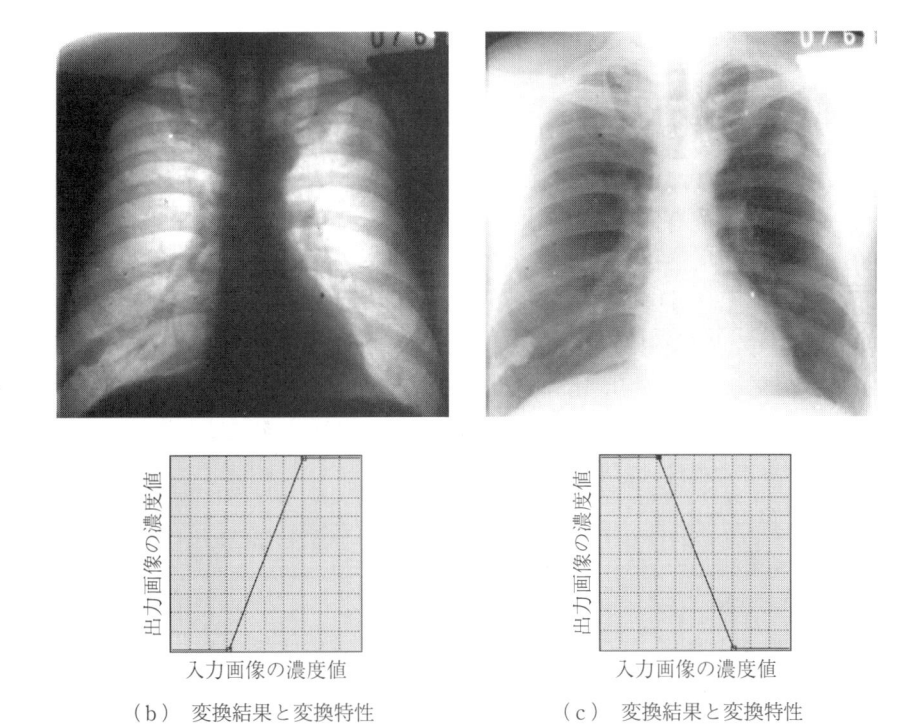

(b) 変換結果と変換特性　　　　(c) 変換結果と変換特性

図 2.6 階調変換の例

3

セグメンテーション

　処理の対象となる図形や次に処理すべき部分を入力画像からあらかじめ切り出しておくと，その後の処理に有効である．これを**セグメンテーション**（segmentation）と呼ぶ．一般に，切り出された部分は「図形」，それ以外は「背景」と呼ばれる．ここでは，セグメンテーションの代表的な手法として，しきい値処理，エッジ検出，領域生成，および，テクスチャ解析について述べる．本章で述べる手法の詳細は［鳥脇 88 a, b, ハンドブック 95, 田村 02］など参照．

3.1 しきい値処理

3.1.1 定　　　義

　ある定数（**しきい値**（threshold））を用いて，それ以上の濃度値をもつ画素を値 1 に，それ以外を値 0 に変換する処理を**しきい値処理**（thresholding）と呼ぶ．この処理で，濃度値の高い部分を図形として切り出すことができる．具体的には，入力画像を $\mathbf{F}=\{f_{ij}\}$，出力画像を $\mathbf{G}=\{g_{ij}\}$，しきい値を T とし，画像の各点において次の計算を行う．

$$g_{ij}=\begin{cases} 1 & (f_{ij}\geq T \text{ のとき}) \\ 0 & (f_{ij}< T \text{ のとき}) \end{cases} \tag{3.1}$$

ここで，出力値 1 と 0 は，それぞれ図形と背景に対応する．切り出したい部分の濃度値が周囲よりも低い場合には，上式の不等号を逆にして計算を行う．この処理は濃淡画像を 2 値画像に変換するので，**2 値化**（binarization）とも呼ばれる．

　しきい値を 2 個以上用いたしきい値処理もある．例えば，2 個のしきい値 T_1, T_2（$T_1<T_2$）を用いた次のような処理は容易に考えられよう．

$$g_{ij}=\begin{cases} 1 & (T_1\leq f_{ij}<T_2 \text{ のとき}) \\ 0 & (\text{その他のとき}) \end{cases} \tag{3.2}$$

$$g_{ij}=\begin{cases} 2 & (T_2\leq f_{ij} \text{ のとき}) \\ 1 & (T_1\leq f_{ij}<T_2 \text{ のとき}) \\ 0 & (f_{ij}<T_1 \text{ のとき}) \end{cases} \tag{3.3}$$

　式 (3.1) と式 (3.2) のタイプの処理は，基本的に 2 値化である．一方，式 (3.3) の場合，結果は 3 値画像になる．このタイプの処理は，図形を切り出すとい

うより，むしろ画像全体を互いに重なりのないいくつかの連結領域に分割するといった性格の処理になる．

しきい値処理における最も重要な問題は，しきい値をどう選ぶかにある．しきい値の定め方としては，

① 人間が結果を見ながら試行錯誤して決める
② 対象と濃度値に関する事前知識を利用する
③ しきい値の選択自体をアルゴリズム化した"自動しきい値選択法"を利用する

などの方法が考えられる．

また，どれを用いる場合でも，『入力画像のどういう状態のところにしきい値を選べばよいか』という視点（視点1）と，『しきい値処理を試行してみてその結果を見た上でよいしきい値を選ぶ』という視点（視点2）がある．

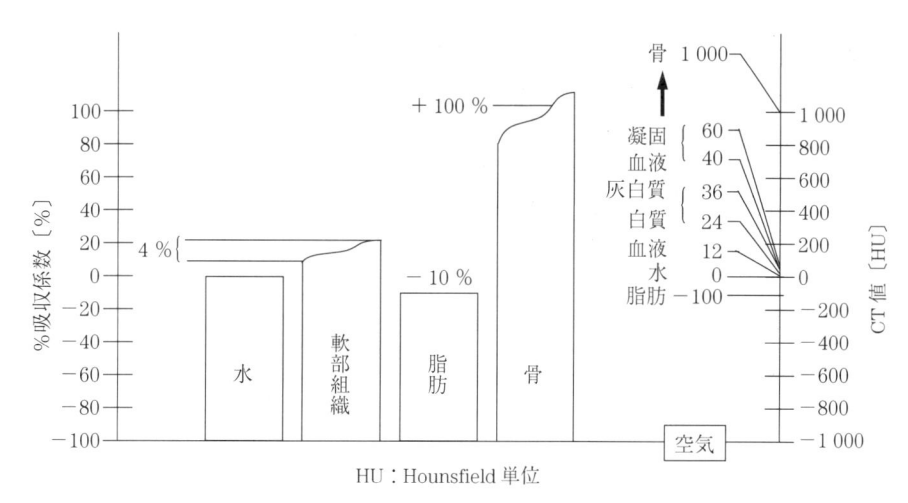

（a） 各組織のX線吸収係数（120 kV）とCT値

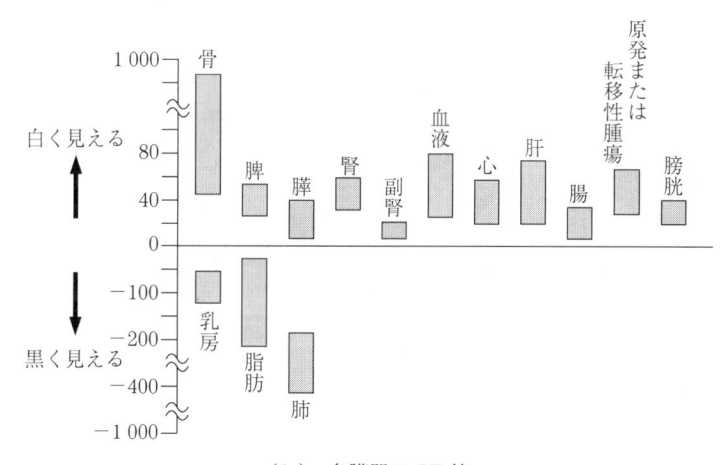

（b） 各臓器のCT値

図3.1 X線CT像における臓器とCT値〔HU〕との関係の概略
　　　（[舘野 87] の図3.7，図3.8より）

画像中の対象部位と濃度値との対応関係が比較的明確にわかっている場合には，前記②の方法が有効である．例えば，X線CT像では，対象成分（軟部組織，骨，空気，水など）と濃度値（CT値）との対応関係がある程度知られている［舘野87］（図3.1）。

この知識を利用して，実際の腹部CT像に対して行ったしきい値処理の例を図3.2に示す．(a)は入力画像，(b)～(d)は，それぞれ，骨領域，軟部組織領域，空気領域を切り出した結果である．この例のように，周囲との濃度差が明瞭な領域を切り出す場合には，しきい値処理でも十分よい結果が得られる．なお，ここで用いたしきい値は一例であり，実際には同じ対象でも個々の目的に応じて最適なしきい値は異なるのが普通である．

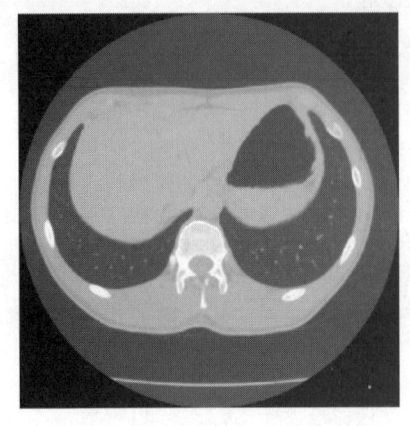

（a） 入力画像（スライス像）の一例

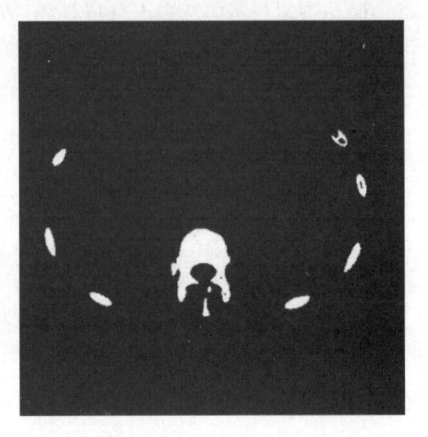

（b） 骨領域の切出し結果（CT値200 HU以上）

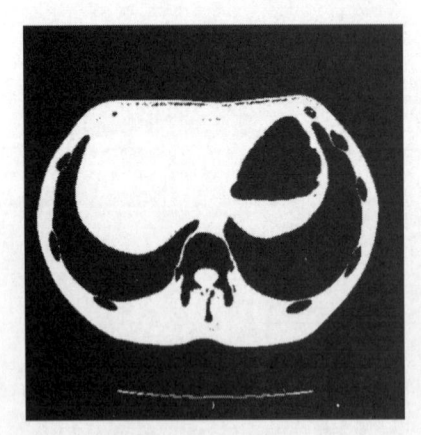

（c） 軟部組織領域の切出し結果（CT値 −100 HU以上，かつ，100 HU未満）

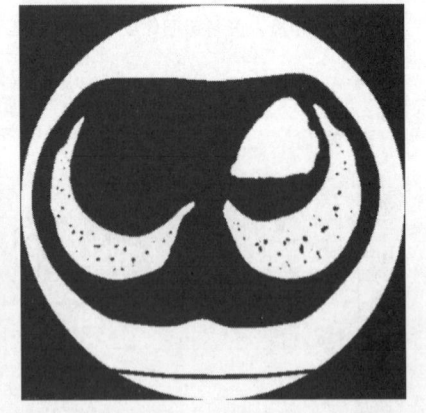

（d） 空気領域の切出し結果（CT値 −700 HU未満）

図3.2 実際の胸部X線CT像に対するしきい値処理の結果（白い部分が切り出された図形）

3.1.2 しきい値の自動選択

以上のような事前知識が利用できない場合には，前項③で述べた自動しきい値選択法を利用することが考えられる．自動しきい値選択法は，原則として手元にある入力画像の濃度値情報だけを用いて何らかの意味で最適なしきい値を自動的に決める方法で，多くの提案がある．以下に主なものを紹介する．[田村 02, 鳥脇 88 a]．

(a) p-タイル法：得られる図形部分の面積が，画像全体の面積に対してある一定の割合になるようにしきい値を決める方法．この方法は，切り出したい対象がいつもほぼ一定の大きさで映っているような画像に有効で，画像全体の濃度値が変動しても比較的安定した切出しができる．

(b) モード法：入力画像の濃度値ヒストグラムに双峰性（二つの山が存在）があるとき，その間の谷にあたる濃度値レベルをしきい値とする方法．この方法は，切り出したい対象とそれ以外の部分の平均濃度値の間に比較的明確な差が存在するであろうという考え方に基づいている．実際にはヒストグラムの谷を見つける手法が別途必要になる．

(c) 微分ヒストグラム法：入力画像の濃度レベルごとにそこでの局所的な濃度変化を計測し，その総和が最大になるような濃度レベルをしきい値とする方法．この方法は，切り出したい対象の境界付近に比較的急な濃度変化が存在するであろうという考え方に基づいている．濃度変化の計測には，通常，1階差分オペレータ（3.2 節参照）などが用いられる．

(d) 判別基準による方法：統計学における判別分析の考え方を応用した方法．画像全体の濃度値をある値より大きな濃度値の群とそれ以外の群に分け，両者の分離の度合いが判別分析法における分離度の意味で最大になる濃度値を最適しきい値とする．この方法では，原理的に二つ以上のしきい値を一度に決めることも可能である．分離度の基準としては相互情報量とか，領域の大きさとその変化なども用いられる．

以上述べた自動しきい値選択法は，あくまで入力画像の濃度値の統計的な特徴を利用した方法であるため，画像の種類や切出し対象の性質によっては期待した結果が得られない場合もある．自動しきい値選択法を用いたしきい値処理の例を図 3.3 に示す．

これらの方法の基盤になっている考え方として，次のようなものがある．

- 対象とする画像集合の性質，例えば濃度値の確率分布などが既知として，それに対して最適なしきい値を計算する手順が与えられている．このときは入力画像からまず濃度値の確率分布を推定すれば，しきい値選択に進める．
- 切り出したい結果のもつべき望ましい性質を想定し，入力画像に対する試行錯誤に基づいて，望ましい結果を得られるしきい値を探索する．

どちらの場合も，入力画像の集合に対して各画像ごとに最適しきい値を求めてそれを用いるか，入力画像の集合全体に最適な同一しきい値を想定するかも考えるべ

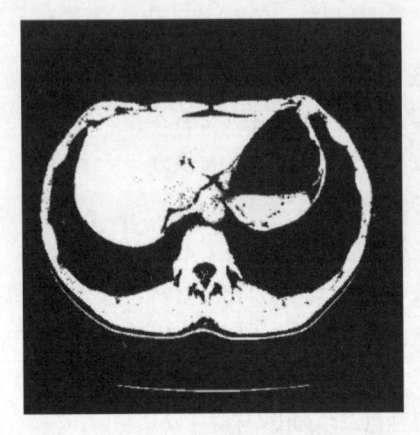

(a) p-タイル法（面積割合25％，しきい値＝32 HU）

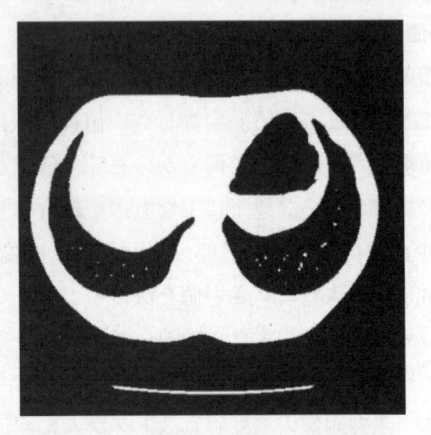

(b) モード法（しきい値＝－468 HU）

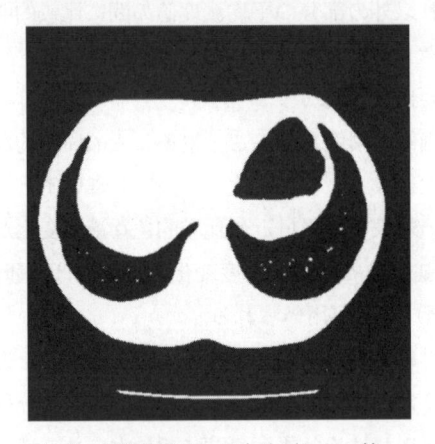

(c) 判別基準による方法（しきい値＝－458 HU）

図3.3 自動しきい値選択に基づくしきい値処理の例（入力画像は図3.2と同じ）

き問題となる。

また，大きい画像の場合には画像上の場所によってしきい値を変えることが必要な場合（**位置可変しきい値処理**）も考えられる。

3.2 セグメンテーションのためのエッジ検出

濃度値が局所的に急変する部分を**エッジ**（edge）という。エッジは図形と背景の境界部分に存在するため，エッジを取り出すことによって図形と背景のセグメンテーションを行うことができる。

濃淡画像からエッジを取り出す処理を**エッジ検出**（edge detection），あるいは，**エッジ抽出**（edge extraction）と呼ぶ。実際のエッジ検出は，入力画像に対してエッジ強調処理を行った後，エッジとみなされる画素（エッジ画素）を抽出すると

3.2 セグメンテーションのためのエッジ検出

いう手順をとるのが一般的である。さらに，得られたエッジ画素の集合（領域）に 4.2.2 項の細線化を施せば，境界のようにエッジが連続している部分を 1 本の線として取り出すことができる。ここでは，エッジ検出手法をいくつか紹介する。

3.2.1 差分演算によるエッジ画素抽出

代表的なエッジ画素抽出には，差分による方法とエッジのモデルを用いる方法がある。

〔1〕 差分演算による方法

差分演算（difference operation）による方法には，1 階差分による方法と 2 階差分による方法がある。1 階および 2 階差分の計算式は 2.2 節の差分演算そのものである。それらは，それぞれ，連続空間に対する 1 次および 2 次微分に相当する。

（a）1 階差分による方法 1 階差分による方法では，画像の各点において以下に示すような 1 階差分を求め，その出力値（またはその絶対値，エッジ強度）の大きい画素をエッジ候補点として取り出す。

［点 (i, j) での i および j 方向の 1 階差分］

$$\Delta_i f_{ij} = f_{i+d,j} - f_{ij} \tag{3.4 a}$$

$$\Delta_j f_{ij} = f_{i,j+d} - f_{ij} \tag{3.4 b}$$

ここで，$d(\geq 1)$ は差分をとる点の間隔を表す整数で，差分間隔と呼ばれる。特に，d が偶数の場合は，$d=2h$ なる h を用いて次のような中心差分をとることもある。

$$\Delta_i f_{ij} = f_{i+h,j} - f_{i-h,j} \tag{3.5 a}$$

$$\Delta_j f_{ij} = f_{i,j+h} - f_{i,j-h} \tag{3.5 b}$$

この計算法は，式 (3.4) の場合と違い，差分値が差分をとる 2 点の中心位置に出力されるため，入出力の間でエッジ画素の位置がずれないという利点がある。なお，これらの計算は**図 3.4** のような重み関数（マスク）で表すこともできる（2.3 節参照）。例えば，同図の（a）および（b）の重み関数は，それぞれ式 (3.4 a) および式 (3.5 b) で $d=1$ とした場合に相当する。

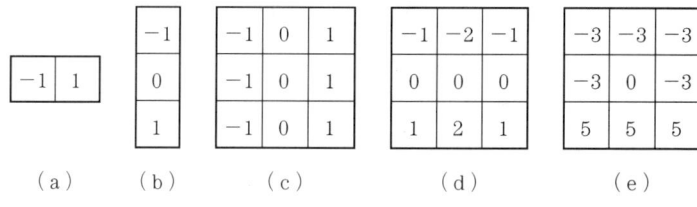

(a) 1 階差分（縦方向，距離 1）
(b) 1 階差分（横方向，距離 2）
(c) 平滑化型 1 階差分（横方向，距離 2）
(d) Sobel オペレータ（縦方向）
(e) Kirsch オペレータ（これを 45 度ずつ回転させたものを用いる）

図 3.4 1 階差分フィルタの重み関数の例

また，これらの差分から，各点での濃度変化の**勾配**（gradient）の大きさと方向がそれぞれ次のように計算できる。これらもエッジ候補点の抽出に利用できる。

勾配の大きさ　$\{\Delta_i f_{ij}{}^2 + \Delta_j f_{ij}{}^2\}^{1/2}$ (3.6 a)

勾配の方向　$\tan^{-1}\left(\dfrac{\Delta_i f_{ij}}{\Delta_j f_{ij}}\right)$ (3.6 b)

勾配の大きさは，式 (3.6 a) の代わりに，$(|\Delta_i f_{ij}|+|\Delta_j f_{ij}|)$ や $\max(|\Delta_i f_{ij}|,|\Delta_j f_{ij}|)$ を用いることもある。また，斜め 45 度方向の差分を基本にした次式（**ロバーツの勾配**（Roberts gradient））も用いられる。

$$\{(f_{ij}-f_{i+1,j+1})^2+(f_{i,j+1}-f_{i+1,j})^2\}^{1/2} \tag{3.7}$$

ここでも平方根の代わりに，それぞれの差分結果の絶対値の和を用いることがある。

さらに，雑音に強くするため，隣接する画素の濃度値の和を用いて平滑化（2.2節参照）の効果を組み込んだ差分を用いることもある。これらは多数の提案があるが，その一例を重み関数の形で図 3.4 の (c)～(e) に示した。その他，2 章で述

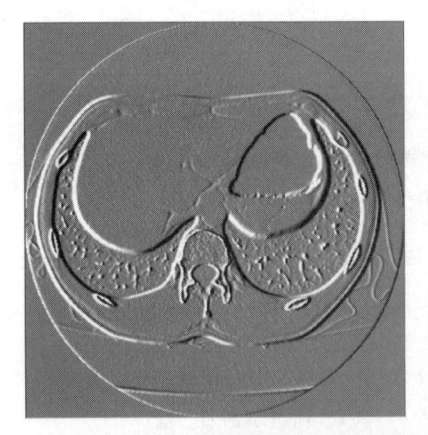

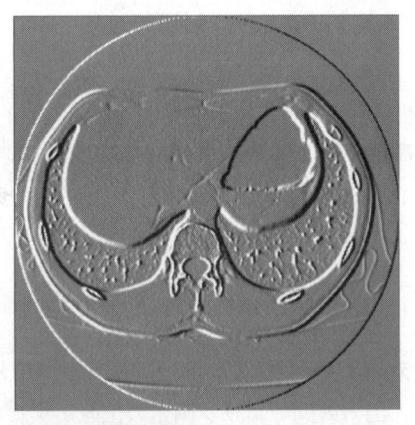

（a）1 階差分（横方向，距離 2）　　（b）平滑化型 1 階差分（横方向，距離 2）

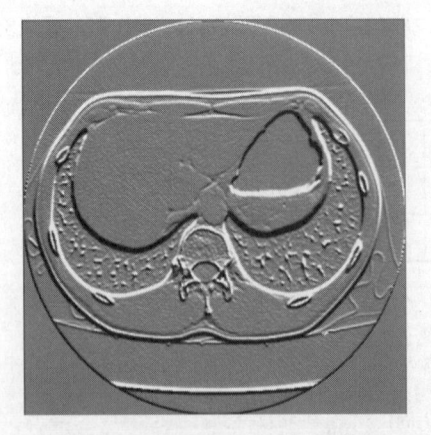

（c）Sobel オペレータ（縦方向）

図 3.5　1 階差分によるエッジ検出の例（胸部 CT 像）

べたレンジフィルタ（式（2.5））も用いられる．1階差分によるエッジ検出の例を**図3.5**に示す．

（b） 2階差分による方法　2階差分による方法では，画像上の各点で式（3.8）の2階差分を計算し，その出力値が正から負，または負から正に変わる部分（ゼロ交差部）をエッジ画素として取り出す．実際は2階差分の絶対値がある値以下になる画素を抽出してエッジ画素とする．2階差分のゼロ交差部は，数学的には関数の変曲点に相当し，エッジ強度の強い場所にも弱い場所にも存在する．このため，エッジ強度にあまり影響されないエッジ検出ができる．

［点 (i, j) での i および j 方向の2階差分］（**図3.6**（a），（b））

$$\Delta_i^2 f_{ij} = f_{i+d,j} - 2f_{ij} + f_{i-d,j} \tag{3.8a}$$

$$\Delta_j^2 f_{ij} = f_{i,j+d} - 2f_{ij} + f_{i,j-d} \tag{3.8b}$$

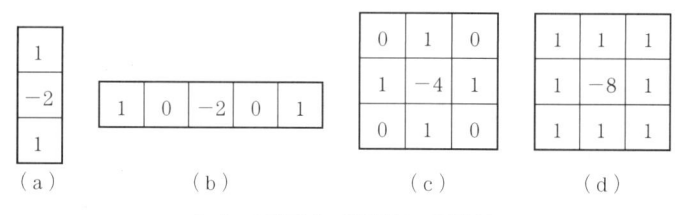

```
(a)         (b)              (c)               (d)
 1                       0  1  0           1  1  1
-2    1  0 -2  0  1      1 -4  1           1 -8  1
 1                       0  1  0           1  1  1
```

(a)　2階差分（縦方向，距離1）
(b)　2階差分（横方向，距離2）
(c)　ラプラシアン（4近傍型）
(d)　ラプラシアン（8近傍型）

図3.6　2階差分フィルタの重み関数の例

さらに，エッジの方向に依存しない（無方向性の）2階差分として，式（2.3）の**ラプラシアン**（Laplacian）がよく用いられる（図3.6（c），（d））．

4近傍型ラプラシアンの結果は，上記 i および j 方向の2階差分の結果の和に等しい．また，このラプラシアンとガウスフィルタを組み合わせた**ラプラシアンガウシアン**（Laplacian Gaussian）と呼ばれるオペレータを用いる方法は，人間の視覚特性を考慮したエッジ検出法として知られている．これは，2.3節のガウスフィルタを用いて画像全体を平滑化し，次に，上記のラプラシアンを適用してゼロ交差点を抽出するものである［Marr 80, 82］．一般に差分演算やゼロ交差部はランダム雑音に影響されやすい．そこで，画像全体に平滑化演算を施してランダム雑音を減少した後に差分演算を適用することがよく行われる．平滑化演算と差分演算をまとめて一つの演算としたものを**平滑化差分オペレータ**と呼んでいる．実際のエッジ検出にはほとんどこの形で利用される［鳥脇88a, b］．2階差分によるエッジ検出の例を**図3.7**に示す．

〔2〕 **モデルを用いる方法**

エッジをモデル化したテンプレート（局所的な濃淡パターンのサンプル）を用意し，画像の各点とその周辺（局所領域）でこのテンプレートとマッチングを行うこ

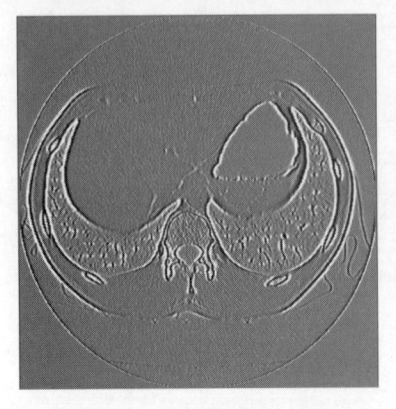

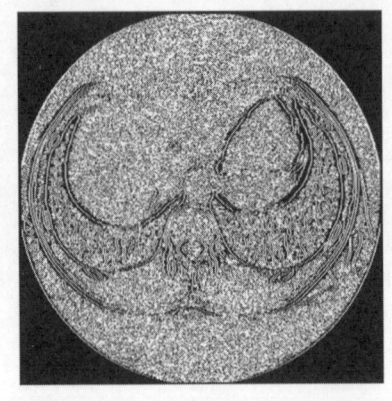

(a) 2階差分（横方向，距離2）およびゼロ交差部抽出

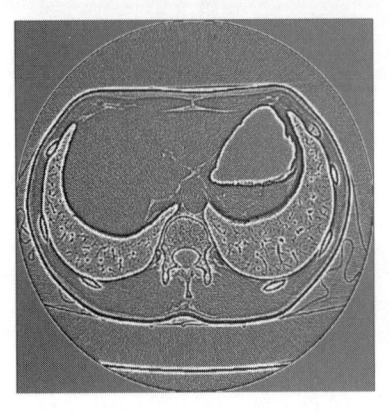

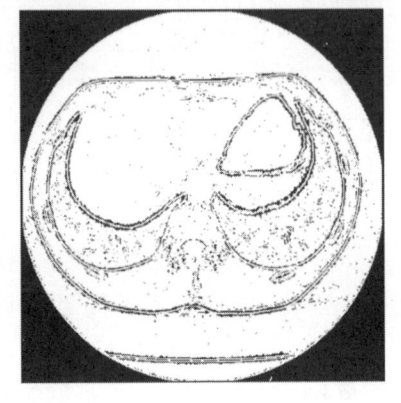

(b) ラプラシアン（8近傍型）およびゼロ交差部抽出

(a)(b)とも左は差分フィルタの出力，右はそのゼロ交差部を抽出したもの

図3.7　2階差分とゼロ交差部に基づくエッジ検出の例（胸部CT像）

とによってエッジの存在の可能性が高い点を検出することができる．代表的な方法として，**ヒュッケルオペレータ**（Hueckel operator）を利用する方法がある．ヒュッケルオペレータ［Hueckel 73］は，もともと線の検出用に開発されたもので，図3.8に示すような局所領域（円形）内の濃度分布モデルD（a, $b+$, $h+$, $h-$, $r+$, $r-$）をテンプレートとし，入力画像の各点でその近傍（局所領域）の濃度値の分布との2乗誤差を最小にするパラメータの組（a, $b+$, $h+$, $h-$, $r+$, $r-$）を見つけることによって，その点での線の強度，方向，幅などを得る．ここで，このモデルのパラメータ$h-$を0に固定したものはエッジのモデルになるので，これをエッジ検出に利用する．詳細は［鳥脇88a, Hueckel 71, 73］参照．

上記のオペレータはエッジそのもののモデルを考えたものであるが，その前に入力画像を画像平面上に定義された2変数関数とみなし，これに曲面を当てはめることも考えられる．これができれば，その曲面のパラメータからエッジの強度や方向を推定することができる．最も簡単な例として，平面を当てはめる場合を示す．注目画素を原点とした座標系（i, j）において，注目画素を中心とした局所領域の濃

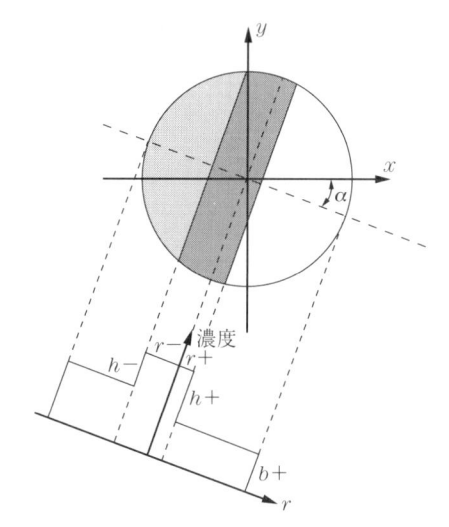

図3.8 ヒュッケルオペレータのモデル

度値の組 $\{f_{ij}\}$ に平面 $z=a \cdot i+b \cdot j+c$ を当てはめたとき，最小2乗誤差基準による最適な当てはめ平面を与える係数（a^*，b^*，c^*）は次式で求められる．

$$a^* = \frac{\sum i \cdot f_{ij}}{\sum i^2} \tag{3.9a}$$

$$b^* = \frac{\sum j \cdot f_{ij}}{\sum j^2} \tag{3.9b}$$

$$c^* = \frac{\sum f_{ij}}{S} \tag{3.9c}$$

ここで，$\sum$ は局所領域内での総和を意味し，S は局所領域内の全画素数である．a^* は当てはめた平面の i 方向の傾きであり，i 方向のエッジ強度の近似値といえる．同様に，b^* は j 方向のエッジ強度の近似値になる．このことから，$(a^{*2}+b^{*2})^{1/2}$ は注目点での勾配の大きさの推定値として使える．なお，c^* は z 軸との切片で，局所領域内の平均濃度値に等しい［平野00，Haralick 81，鳥脇88a］．

3.2.2 エッジ検出のための細線化

エッジ検出で得られるエッジ候補画素の集合は，ある幅をもった細長い領域（エッジ候補領域）を構成するのが普通である．しかし，エッジ検出の目的が図形と背景の境界（あるいは図形輪郭線）の抽出にあるならば，領域よりも1本の線の形になっていることが要求される．これには，エッジ候補領域の中心線が利用できる．なぜなら普通はエッジ候補領域の中心に近い画素ほど大きなエッジ強度をもつからである．

図形の中心線を取り出すための代表的な手法が**細線化**（thinning）である．この手法は，図形の周囲を幅1画素分だけ削ることを1回の処理とし，これを，図形の連結性を保存する（消去不可能な点は削らない），一度端点になった点は以後削らない，などの条件を満たしながら，削る画素がなくなるまで繰り返すことを基本とする．同時に，最終結果が次の性質を満たすように工夫される．

① 線幅が1になる。
② 線の位置は図形のほぼ中心にくる。

個々の細線化アルゴリズムの詳細については，4.2節，および文献［鳥脇88b，田村75］を参照。エッジ強調から細線化にいたる一連の処理の例を**図3.9**に示す。なお，ここでの細線化には文献［鳥脇88b］の【アルゴリズム3.6】を用いた。

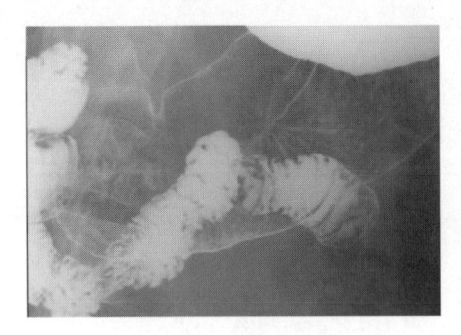

（a）入力画像 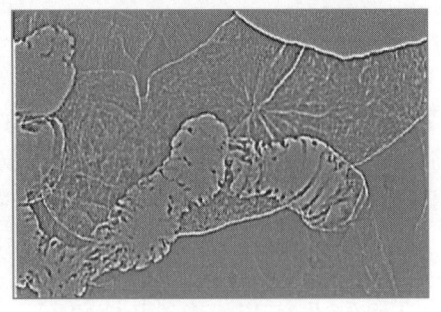　　　　　　　　　　（b）線強調画像（ラプラシアン）

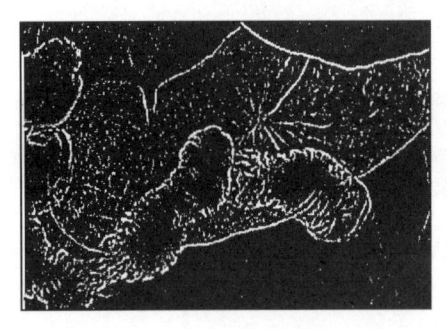

（c）線抽出画像 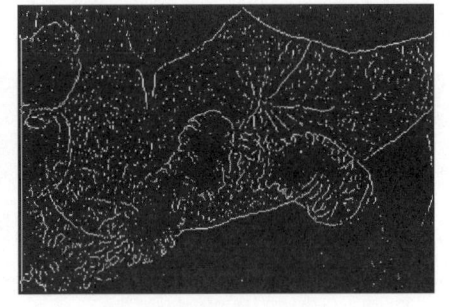　　　　　　　　　（d）細線化画像

図3.9　細線化の例

3.3 領 域 生 成

出発点となる画素（ここではシード点，シード画素と呼ぶ）を与え，それに隣接する画素を濃度値の類似性に基づいて順次統合しながら入力画像内のある領域を抽出する処理を**領域生成**（region growing，領域成長ともいう）と呼ぶ。

基本的な処理の流れは次のようになる。
① 初期値（シード画素）を設定する。
② 与えられたシード画素ごとに，途中結果の画素を記憶する作業領域を用意し，それにシード画素を記憶する。
③ 作業領域中の各画素について，それに画像上で隣接する未処理の画素（統合候補）を選び，それぞれ濃度値の類似性（統合の基準）に基づいて統合の可否を判定する。
④ 統合可と判定されたすべての画素を新たに作業領域に記憶する。

⑤ 上記③と④をすべてのシード画素で統合される画素がなくなるまで繰り返す。
⑥ 各作業領域内に残った画素をそれぞれの領域生成結果として出力する。

統合可否の判定には，しばしば，隣接画素との濃度差の絶対値が用いられる。すなわち，統合のもとになる画素をP，統合の候補画素をQ，それぞれの濃度値を $f(P)$, $f(Q)$, しきい値を T とし

$$|f(Q)-f(P)| \leq T$$

ならば，画素Qを統合する。

この判定法では，隣接する画素との相対的な濃度差が上記条件を満たす限り統合は続いていくので，シード画素の濃度値と大きく異なる濃度値の画素が最終的に同一領域内に含まれる場合がある。これを避けるために，統合される画素の濃度値に上・下限を設けた統合可否判定もある。例えば，シード画素Sの濃度値 $f(S)$ を利用し

$$f(S) - T \leq f(Q) \leq f(S) + T$$

ならば，画素Qを統合する。

この判定法による領域生成の例を**図3.10**に示す。この図では，与えられたシー

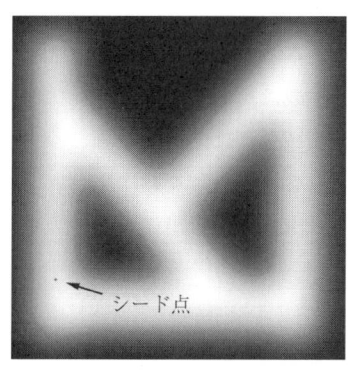

（a）入力画像とシード点（明るい領域内左下の矢印）　（b）途中結果1（矢印部分の図形）

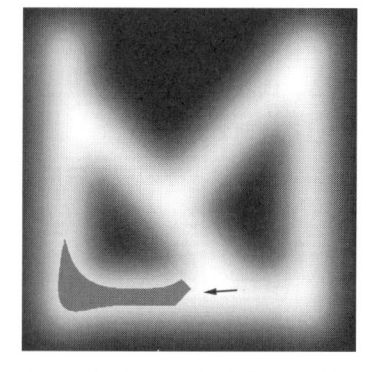

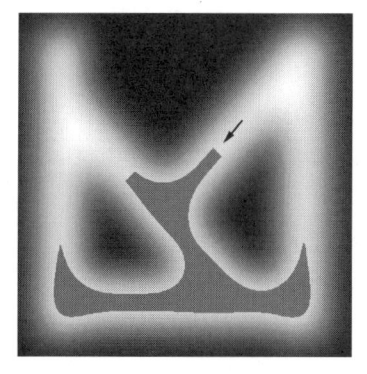

（c）途中結果2（矢印部分の図形）　（d）最終結果（矢印部分の図形）

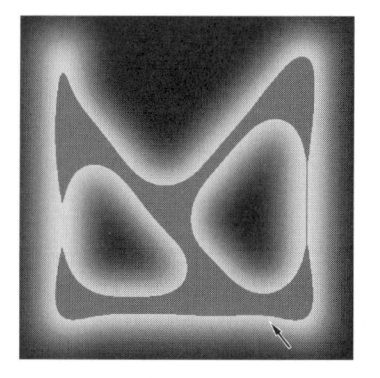

図3.10 領域生成の例

ド点から濃度値の類似した隣接画素を徐々に併合することによって，領域がしだいに成長し，最終的に一つの領域が抽出されていく様子がわかる。

シード画素は人間が与える場合もあるし，適当な方法で自動決定する場合もある。また，与えるシード画素の個数に特に制限はない。個々のシード画素は点ではなくある大きさをもった小領域でもよい。この場合には，統合可否の判定には小領域全体の性質（例えば領域の平均濃度など）が用いられる。一方，統合候補画素 Q の方も 1 点ではなくて小領域でもよい。例えば小さい円とか正方形の領域である。これを**構造要素**と呼ぶこともある（4.6.7項の構造要素と概念的には同じものである）。すなわち，ある時点でのシード領域に対して，それと隣接する小領域（構造要素）が一定の条件を満たすならば，この構造要素分だけ一挙にシード領域を広げる。さらに，処理の進行とともに領域は拡張していくから，ある時点での統合可否の判定には最初のシード点のみでなくその時点で得られている領域全体を考慮に入れる必要もあるかもしれない。その他，手順の詳細については多数の研究がある。

なお，領域生成と似た処理に統合型領域分割（region merging）がある。これは，画素または小領域から始めて，隣接する領域の類似性に基づいて小領域を順次結合していくことにより，画像を互いに重ならないいくつかの連結領域に分割するものである。セグメンテーションを目的とし，反復的処理を基本とするという意味では，領域生成と同じである。両者が大きく違う点は，領域生成は，ある点からその周りに順次領域を広げていく処理であるのに対し，統合型領域分割は，最初に画像全域をいくつかの細かい領域に分け，その中で隣接する似たものどうしを順次結合させながら領域を形成するという点にある（[高木04] の機能編Ⅱ部を参照）。

3.4 テクスチャ解析

織物や芝生などのパターンは，細かい**パターン要素**（pattern primitive）の規則的な繰返しや方向性のある並び方などで特徴づけられる。このようなパターンを**テクスチャ**（texture）と呼ぶ。テクスチャの例を図 3.11 に示す。医用画像でも組織標本の中の細胞の配向の違い，浸潤領域の境界，など至る所に見られる。

テクスチャの特徴抽出と分類，テクスチャ領域の切出し，テクスチャ境界の強調と検出などを総称して**テクスチャ解析**（texture analysis）と呼ぶ。一般に，テクスチャが同一でも領域内は均一な濃度分布をもたず，異なるテクスチャの境界部分も明確な濃度勾配をもたない。したがって，テクスチャ画像のセグメンテーションでは，3.1～3.3 節で述べたような濃度分布の均一性や差分に基づく手法は直接利用できない。そこで，適当なテクスチャ特徴を用いてテクスチャ領域全体を強調（すなわち，同じテクスチャ領域内の画素は同じ濃度値をもち，異なるテクスチャ領域は互いに異なる濃度値をもつように変換）し，その結果に 3.1～3.3 節などの手法を適用する方法がとられる。

3.4 テクスチャ解析 47

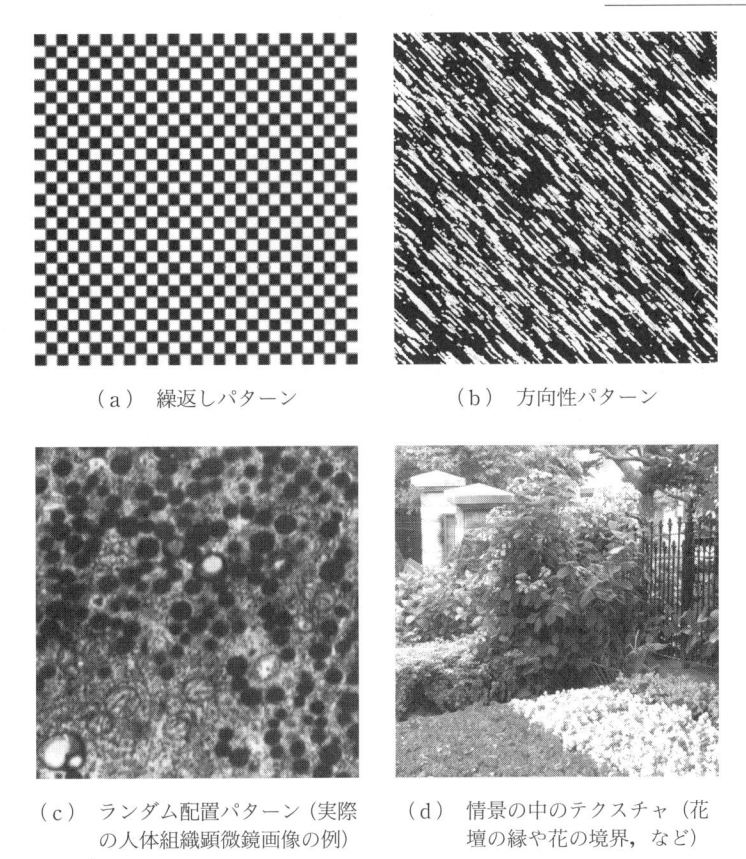

(a) 繰返しパターン　　　(b) 方向性パターン

(c) ランダム配置パターン（実際　　(d) 情景の中のテクスチャ（花
　　の人体組織顕微鏡画像の例）　　　　壇の縁や花の境界，など）

図 3.11　テクスチャの例

　テクスチャ特徴は多種多様であるが，統計的特徴と構造的特徴に分けられる。前者には，濃度値の1次統計量（平均値や分散など）や濃度値の2次統計量（**共起行列**（co-occurrence matrix，2次元ヒストグラムともいう）や相関係数など）があり，パターン要素が細かく不規則な変化をする場合の特徴を表現するために用いられる。後者には，局所的な幾何学的特徴や空間周波数特徴などがあり，パターン要素が比較的大きくて規則的に配置されているようなパターンの特徴を表現する場合に有利である。

　実際には，これらの特徴が個々のテクスチャ強調の問題ごとに工夫して使われる。特に，規則的な繰返しが特徴的なテクスチャの強調には，フーリエ変換を用いた周波数強調処理や局所分散フィルタなどが有効である。また，フーリエ変換はパターン要素の並びの方向性が特徴的なテクスチャにも有効である。テクスチャ強調の一例を**図 3.12** に示す。この例では，テクスチャ特徴として，局所マスク内の白領域の面積の割合を用いた。具体的には，入力画像の各点について，局所マスク（41×41 点）内の白領域の面積の割合をその点の出力値とした。右側のテクスチャ領域の出力値が左側に比べて全体に高く（白く）なっているのがわかる。実際の出力値は，左側のテクスチャ領域が 0.36〜0.39，右側が 0.41〜0.44 であった。

48   3. セグメンテーション

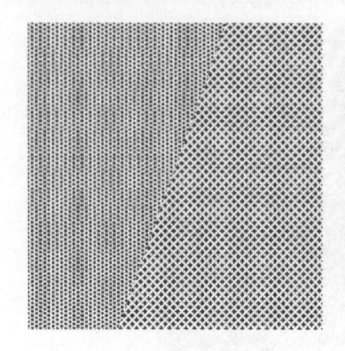

(a) 入力画像（2値画像，512×512点）　　(b) 強調結果（濃淡画像，白いほど値は大きい）

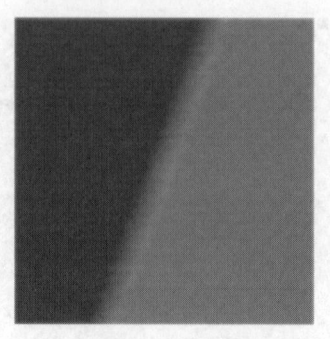

図 3.12 テクスチャ強調の一例

このほか，線図形テクスチャに対して，線の局所的集中性を評価するための**集中度フィルタ**などもある。**図 3.13** は集中度フィルタを胃X線二重造影像から胃壁のひだの集中性評価に適用した例である［長谷川90］。集中度については 4.2.2 ［4］項参照。

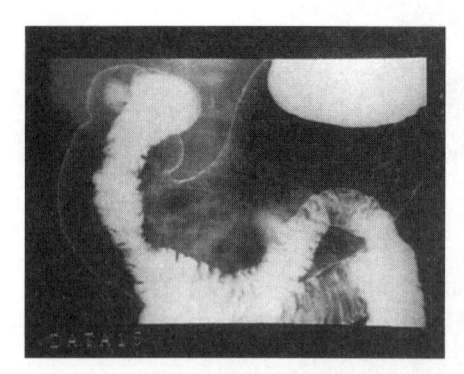

(a) 入力画像（胃X線二重造影像）　　(b) 線図形（ひだ）の抽出結果

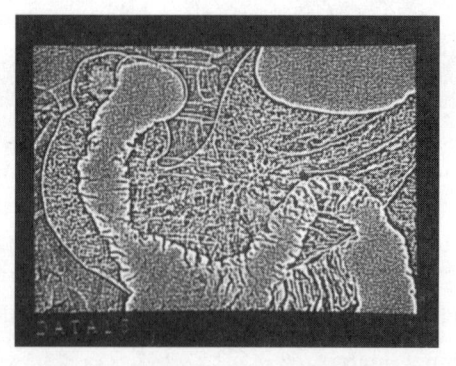

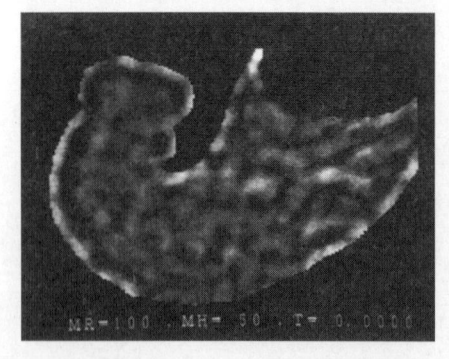

(c) 集中度フィルタリングの結果　　(d) 高集中度領域の抽出結果

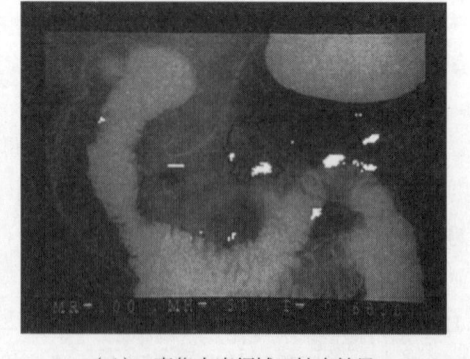

すべての図は，値が大きいほど白く表示してある。

図 3.13 線図形テクスチャの解析例（胃X線二重造影像におけるひだの集中性評価）［長谷川90］

4 特徴抽出と2値画像処理

1章で述べた画像の認識・理解の過程においては，入力された画像は特徴抽出の段階を経て比較的少数個の数値（または記号）の組に変換される．次の分類・決定の段階は，この数値の組を入力して，分類決定の結果（カテゴリー名，クラス名）を示す記号（＝文字列）を出力する．ここで，分類に用いるために計算される数値の組を**特徴量**（feature），あるいは，**特徴ベクトル**（feature vector）という．処理の対象となる画像が認識の対象となる領域とそれ以外の領域に分かれているとき，前者を**図形**，後者を**背景**と呼ぶ．入力画像から特徴ベクトルを求める処理を**特徴抽出**（feature extraction）という．図形全体が変形を受けても特徴量の値が変わらないとき，この特徴量を（その変形に関する）**不変量**（invariant）と呼ぶ．

本章では，入力画像において背景と図形の部分が区別されており，認識の対象となる可能性のある部分が切り出されている，すなわち，セグメンテーションはできているとする．その上で，切り出された部分，すなわち，ディジタル図形とその上の濃度値の分布に対してどのような特徴量に注目するかを説明する．

まずはじめに，4.1〜4.3節において，特徴抽出を行うために必要とされるディジタル図形の幾何学的性質，特にディジタル図形に特有の考え方と基礎概念，すなわち，ディジタル図形の幾何学（**ディジタル幾何学**（digital geometry）という）の基礎的事柄に関するごく簡単な説明を与える．続いて，これに基づく図形の幾何学的特徴量について述べる．4.4節では濃淡値に注目した特徴量とその抽出法について簡単に述べる．4.5節では特徴空間の数理的扱い方，多変量解析的な手法についてごく簡単に紹介する．4.6節では，特に図形の変形に不可欠な2値画像処理の手法の基礎的な部分を説明する．ここでは，細線化，距離変換，モルフォロジー演算などの，実際の画像処理では便利で強力なツールとして頻繁に用いられるアルゴリズムの基礎を解説する．

以下，4.1節と4.2節では，特に断らない限り図形（解析の対象となる領域）を1，その他（背景）を0で表した2値画像を対象とする．値1，0の画素をそれぞれ，**1-画素**（1-pixel），**0-画素**（0-pixel）と呼ぶ．

4.1 ディジタル図形の幾何学

本節では,以降の説明に必要なディジタル図形の幾何学に関する諸定義を与える。ディジタル図形の幾何学的性質を論ずる分野をディジタル幾何学と呼ぶ。それは通常の幾何学とは若干異なり,ディジタル図形に特有の概念や手法を用いる。以下,その基礎概念のいくつかをあげる[鳥脇88]。

4.1.1 近傍と隣接

画素 $x=(i, j)$ の4近傍 $N_4(x)$,8近傍 $N_8(x)$ は次式によって定義される(図4.1)。

$$\left. \begin{array}{l} N_4(x)=\{(i+p, j+q) ; |p|+|q|=1\} \\ N_8(x)=\{(i+p, j+q) ; \max(|p|, |q|)=1\} \end{array} \right\} \quad (4.1)$$

このとき,画素 y が x の4近傍(8近傍)に属するならば,すなわち

$$y \in N_k(x) \quad (k=4, 8)$$

ならば,「画素 y は画素 x に **k 隣接する**(k adjacent)(または k 近傍にある)」という。

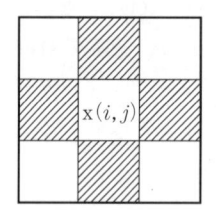

4近傍 $N_4(x)$:斜線画素
8近傍 $N_8(x)$:x 以外の全画素

図 4.1 近傍の定義

4.1.2 連結性と連結成分

画素 x,y の濃度値 f_x,f_y と画素列 $P_0(=x)$,P_1,P_2,…,$P_n(=y)$ が次の条件

$$P_i \in N_k(P_{i-1}), \quad f_x=f_{P_i}=f_y \quad (\forall i ; 1 \leq i \leq n)(P_i \text{ が } P_{i-1} \text{ に } k \text{ 隣接する})$$

を満たすとき,画素 x と y は互いに k 連結($k=4, 8$)しているという。

二つの1-画素 x,y が連結しているとは,直感的には「x から k 隣接する1-画素へ次々と移ることによって y に到達可能である」ということである。また,1-画素の塊(または 0-画素の塊)でその中のすべての画素どうしが互いに連結しているものを**連結成分**(connected component)と呼ぶ。連結成分を単に図形と書くこともある。連結性の種類に対応して,4連結成分,8連結成分と区別して呼ばれることがある。連結や連結成分は1-画素にも 0-画素にも同様に定義される。ただし,1-画素に4連結を用いるときは 0-画素には8連結(あるいはその逆)を用いなくてはならない。

4.1.3 距離関数

二つの画素 x＝(i, j)，y＝(k, l) 間の距離としては，連続空間で定義されているユークリッド距離

$$d_{eu}(\mathrm{x}, \mathrm{y}) = \sqrt{(i-k)^2 + (j-l)^2} \qquad (4.2)$$

のほかに，ディジタル画像特有の距離関数が用いられることがある。代表的なものには，以下の 4 近傍距離，8 近傍距離，および 8 角形距離がある。

$$\left.\begin{array}{ll} d_4(\mathrm{x}, \mathrm{y}) = |i-p| + |j-q| & (4\text{ 近傍距離}) \\ d_8(\mathrm{x}, \mathrm{y}) = \max\{|i-p|, |j-q|\} & (8\text{ 近傍距離}) \\ d_o(\mathrm{x}, \mathrm{y}) = \max\{|i-p|, |j-q|, \frac{2}{3}(|i-p| + |j-q| + 1)\} & (8\text{ 角形距離}) \end{array}\right\} \qquad (4.3)$$

それぞれの距離関数による 1 点からの等距離線は，円，菱形，正方形，および近似的 8 角形になる（**図 4.2**）。また，図形内の各画素に背景画素からの最小距離値を代入する変換を**距離変換**と呼ぶ。詳細は 4.6.6 項を参照。

6	5	4	3	4	5	6
5	4	3	2	3	4	5
4	3	2	1	2	3	4
3	2	1	0	1	2	3
4	3	2	1	2	3	4
5	4	3	2	3	4	5
6	5	4	3	4	5	6

（a） 4 近傍距離

3	3	3	3	3	3	3
3	2	2	2	2	2	3
3	2	1	1	1	2	3
3	2	1	0	1	2	3
3	2	1	1	1	2	3
3	2	2	2	2	2	3
3	3	3	3	3	3	3

（b） 8 近傍距離

4	4	3	3	3	4	4
4	3	2	2	2	3	4
3	2	2	1	2	2	3
3	2	1	0	1	2	3
3	2	2	1	2	2	3
4	3	2	2	2	3	4
4	4	3	3	3	4	4

（c） 8 角形距離

$3\sqrt{2}$	$1+2\sqrt{2}$	$2+\sqrt{2}$	3	$2+\sqrt{2}$	$1+2\sqrt{2}$	$3\sqrt{2}$
$1+2\sqrt{2}$	$2\sqrt{2}$	$1+\sqrt{2}$	2	$1+\sqrt{2}$	$2\sqrt{2}$	$1+2\sqrt{2}$
$2+\sqrt{2}$	$1+\sqrt{2}$	$\sqrt{2}$	1	$\sqrt{2}$	$1+\sqrt{2}$	$2+\sqrt{2}$
3	2	1	0	1	2	3
$2+\sqrt{2}$	$1+\sqrt{2}$	$\sqrt{2}$	1	$\sqrt{2}$	$1+\sqrt{2}$	$2+\sqrt{2}$
$1+2\sqrt{2}$	$2\sqrt{2}$	$1+\sqrt{2}$	2	$1+\sqrt{2}$	$2\sqrt{2}$	$1+2\sqrt{2}$
$3\sqrt{2}$	$1+2\sqrt{2}$	$2+\sqrt{2}$	3	$2+\sqrt{2}$	$1+2\sqrt{2}$	$3\sqrt{2}$

（d） 擬似ユークリッド距離

$3\sqrt{2}$	$\sqrt{13}$	$\sqrt{10}$	3	$\sqrt{10}$	$\sqrt{13}$	$3\sqrt{2}$
$\sqrt{13}$	$2\sqrt{2}$	$\sqrt{5}$	2	$\sqrt{5}$	$2\sqrt{2}$	$\sqrt{13}$
$\sqrt{10}$	$\sqrt{5}$	$\sqrt{2}$	1	$\sqrt{2}$	$\sqrt{5}$	$\sqrt{10}$
3	2	1	0	1	2	3
$\sqrt{10}$	$\sqrt{5}$	$\sqrt{2}$	1	$\sqrt{2}$	$\sqrt{5}$	$\sqrt{10}$
$\sqrt{13}$	$2\sqrt{2}$	$\sqrt{5}$	2	$\sqrt{5}$	$2\sqrt{2}$	$\sqrt{13}$
$3\sqrt{2}$	$\sqrt{13}$	$\sqrt{10}$	3	$\sqrt{10}$	$\sqrt{13}$	$3\sqrt{2}$

（e） ユークリッド距離

図 4.2　距離関数の例（表 4.3 参照）

4.2 幾何学的特徴

4.2.1 点図形

孤立点（孤立画素）の特徴的性質としては，位置と隣接関係を考えることができる。

n 個の点の集合 $P=\{P_1, P_2, \cdots, P_n\}$ を考える。まず，図 4.3 のように 2 点 P_i, P_j を通る円でその内部に P に属する他の点を含まないものがつくれるとき，P_i と P_j は**ボロノイ隣接**（Voronoi neighbor）するという。

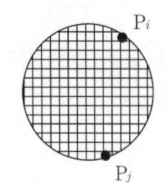

図 4.3 連続平面の隣接関係

近傍の考え方はこのほかにもいろいろある。文献［八島 83］ではこれを画像解析に応用している。例えば，図 4.4（a）のようなランダムな点パターンに対してボロノイ分割（4.6.5 項参照）を行い（同図（b）），互いにボロノイ隣接する点対を線分で結んだグラフ（隣接グラフと呼ぶ）が同図（c）である。また，この図に対して隣接点までの距離を測定し，点が密に配置されている領域とそうでない領域を

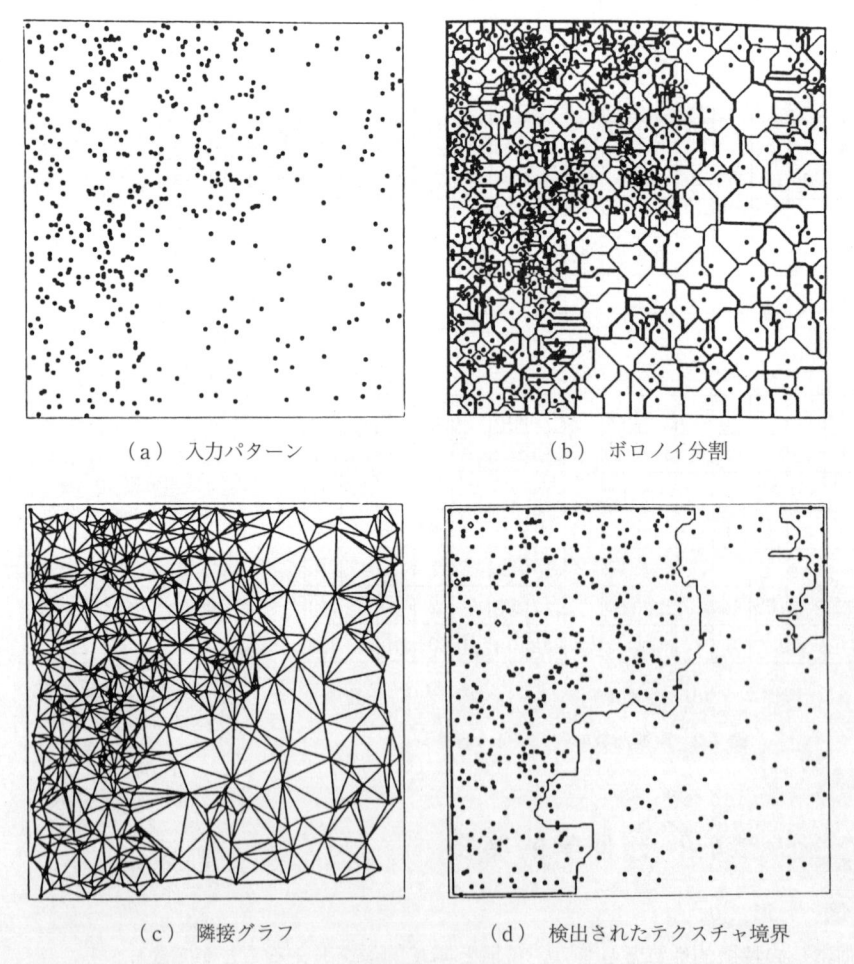

（a）入力パターン　　　　　　（b）ボロノイ分割

（c）隣接グラフ　　　　　　（d）検出されたテクスチャ境界

図 4.4 拡張ディジタルボロノイ隣接を用いたテクスチャ境界の検出例［八島 83］

分割（クラスタリング）したものが同図（d）であり，孤立点や図形が多数分布する画像において，密度の異なる領域の境界（一種のテクスチャ境界）の検出が可能であることがわかる。このような隣接関係の図形間への拡張も可能である［間瀬81，八島83］。

4.2.2 線　図　形

線図形とは直感的には至る所で幅1の図形（例えば**図4.5**）である。ただし，線といっても1画素の連なりである。線図形に関する基本的な特徴としては長さや曲り具合などに関するものがある。

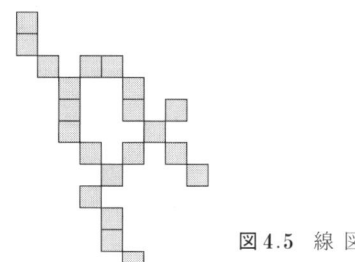

図4.5　線図形の例

〔1〕　チェインコード表現

ある1-画素から8近傍にある別の1-画素への方向を**図4.6（a）**の符号（方向指数）を用いて表し，線図形全体を方向指数の系列で表現したものを**チェインコード表現（チェイン符号化）**と呼ぶ（同図（b））。線図形の長さや方向，また，閉曲線の場合には曲線が囲む領域の面積などの特徴量がチェインコード表現からでも直接に計算される［森90］。

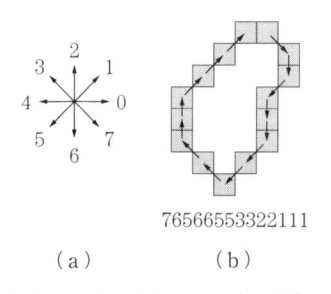

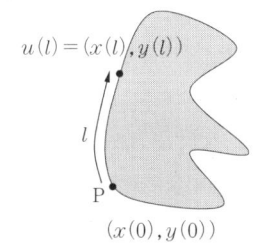

図4.6　チェインコード表現の例　　図4.7　フーリエ記述子の説明図

〔2〕　フーリエ記述子

次のフーリエ記述子の展開係数からも形の特徴を知ることができる（図4.7）。いま，閉曲線上に適当に設定した始点から時計回りに曲線に沿って距離 l 進んだ点を $(x(l), y(l))$ とする。このとき，複素関数 $u(l) = x(l) + jy(l)$（j：虚数単位 $\sqrt{-1}$）は周期 L（＝閉曲線の長さ）の周期関数となり，それをフーリエ級数展開すると次の展開係数 a_k が得られる。

$$a_k = \frac{1}{L}\int_0^L u(l)\,e^{-j(2\pi/L)kl}dl \quad (k=1,\ 2,\ \cdots) \tag{4.4}$$

ここで，k の値が小さい低次の展開係数には大まかな形，高次の係数には細かい形の特徴が現れている。これらの係数を用いると，入力画像の平行移動，拡大・縮小，回転などに影響されずに図形の形のみを反映した特徴量が得られることが知られている［Persoon 77，白井 87，高木 04］。

〔3〕 **フラクタル次元**

図形の一部分を拡大するとその中にはじめと同種の構造が現れることがある。これがどれだけ拡大しても続く，という性質を自己相似性と呼ぶ（この意味ではフラクタル性は線図形のみに現れるわけではない）。自己相似性をもつ図形を**フラクタル図形**（fractal figure）という。フラクタル図形の最も基本的な特徴量は**フラクタル次元**（fractal dimension）と呼ばれるものである。**図 4.8** に微粒子のランダムな成長によるフラクタル構造を示す。厳密な意味での（縮尺をどこまで変えても）自己相似性が成り立つという条件は厳しすぎるが，統計的な意味での自己相似性が成立しているという報告は多く［高木 04］，フラクタル次元は生体を対象とする医用画像処理においてもしばしば用いられる特徴の一つである［高安 96，MIT 97］。

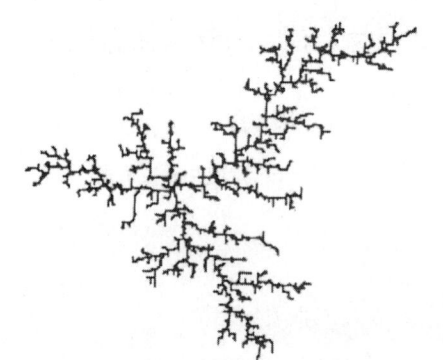

図 4.8 フラクタル構造の例
［高安 96］

このフラクタル次元の代表的な計算方法には**ボックスカウンティング法**がある。この方法ではまず，入力の 2 値画像を一辺 r の正方形に分割し，1-画素を一つ以上含む正方形の数 $N(r)$ を求める。次に，この処理を r を変えて反復し，その結果を横軸が r，縦軸が $N(r)$ の両対数グラフ上にプロットする。さらに，このグラフを直線近似し，この直線の傾きの絶対値をフラクタル次元とする。その他の諸方法については［高木 04］参照。

〔4〕 **集 中 度**

集中度（concentration index）は，画像中に分布する多数の線分が図形の 1 点 P に向かって集中する度合いを定量的に評価するために導入された特徴量である。最初は胃 X 線二重造影像上の胃がんに伴う胃壁の「ひだ」の集中の程度を評価するために開発された［長谷川 90］。そこでは，ひだ領域の輪郭線を抽出し，輪郭線

を線素と呼ばれる微小線分に分割した後，その線素の点 P に対する集中度 $C(\mathrm{P})$ を次式により定義した．

$$C(\mathrm{P}) = \frac{\sum_R \dfrac{dx|\cos \alpha|}{r}}{\sum_R \dfrac{dx}{r}} \tag{4.5}$$

ここで，R は点 P を中心とする点 P を含まない適当な領域，dx は R 内の点 Q を通る線素の長さ，α は線素と線分 PQ のなす角，r は線分 PQ の長さである（**図 4.9**）．

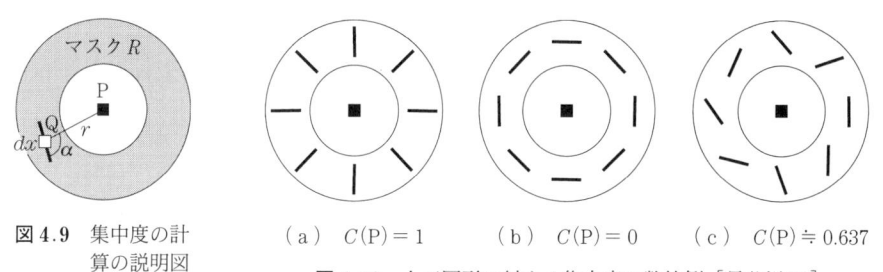

図 4.9 集中度の計算の説明図 [長谷川 90]

図 4.10 人工図形に対する集中度の数値例 [長谷川 90]
（a）$C(\mathrm{P})=1$　（b）$C(\mathrm{P})=0$　（c）$C(\mathrm{P})\fallingdotseq 0.637$

このように定義された集中度は，**図 4.10**（a）の場合に 1，（b）のようにすべての線素が中心方向と直交する場合には 0，（c）のような方向がランダムなケースではある値（約 0.637）付近に落ち着くことが知られている．その後，尾根線や 3 次元曲面上の図形にも拡張され，マンモグラム，胃 3 次元 CT 像などにおける腫瘍検出にも利用されている（7.3 節参照）．

〔5〕 **ツリーとグラフ**

線状図形の構造の基本はツリー（木）とグラフである．ツリーの枝の分岐状態，グラフの形の特徴に関しては，それぞれに多くの理論的研究と応用がある．例えば応用面では，樹木の形態，地形における水系の形，人体の血管や気管支の形態，などがツリーの例，道路網や通信網，電子回路の配線はグラフの例である [高木 03]．

4.2.3 面　図　形
〔1〕 **位置および大きさ**

面図形は幅のある図形のことを指し，事実上ほとんどすべての図形が該当する．面図形に関しても様々な特徴量がある．その中で，位置や向き，大きさなどの単純な特徴のみを**図 4.11** および**表 4.1** に示す [鳥脇 88]．

〔2〕 **組合せ特徴**

表 4.1 の特徴量どうしを組み合わせたものが新しい特徴量となる．例えば，次の**円形度**（複雑度，circularity，complexity）は，図形の複雑さなどを評価する場合によく用いられる．図形が円に近い場合には 1，複雑になるほど 0 に近くなる．

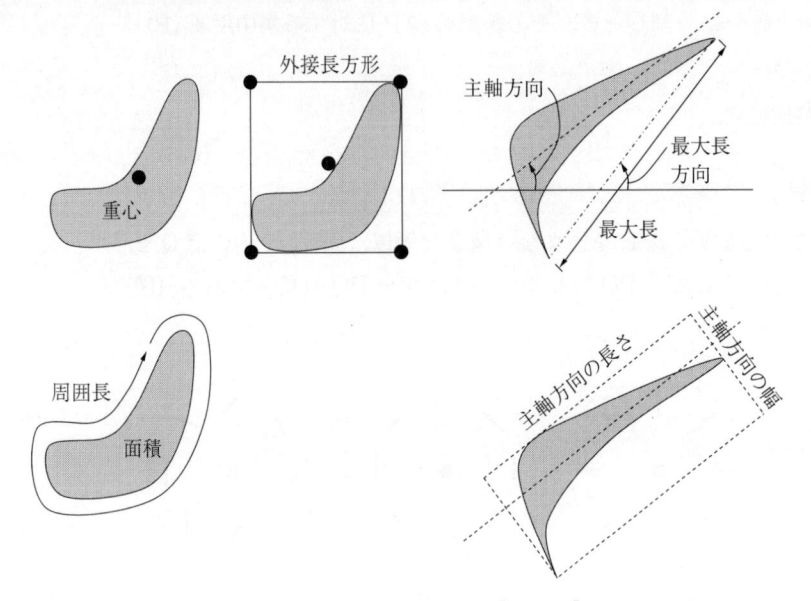

図 4.11 面図形に対する基本的な特徴量の例［鳥脇 98］（表 4.1 も参照）

表 4.1 面図形の位置，向き，および大きさに関する特徴量の例

位置および向き	重心，外接長方形の頂点および重心，主軸方向，最大長方向
大きさ	周囲長，面積，主軸方向の長さと幅，外接長方形の面積や周囲長，最大長

ノート

ディジタル図形の形状特徴

一般にディジタル図形の周囲長や表面積の定義は難しい。また定義によって値も異なる。例えば，境界線に関していえば，最も一般的には 1-画素上に境界があると考えるが，それ以外にも 0-画素上や画素間に境界を定義する場合もある。また，境界の連結性を 4 連結とするか 8 連結とするかによっても得られる境界はやや異なる［鳥脇 88］。パターン認識では，図形の形に関する特徴抽出や解析は**形状解析**（shape feature analysis）と呼ばれ，個別の対象ごとに様々な特徴が提案されている。また，学際的に形の科学と呼ばれる分野もあり，魅力的な話題にあふれている。これらの概要を知るには，［Duda 00，高木 03，事典 04］などを参照されたい。

小さい図形に対して円形度を計算すると，連続空間の場合にはとりえない値が得られることがある。例えば，2×2 の正方形に対して境界を 1-画素上として円形度を計算すると π となり（∵ 周囲長＝面積＝4），連続空間における円形度の最大値 1 を大きく超える。

主軸方向は，直感的には図形の向きと対応しており，非常によく用いられる。しかし，図形の形が円に近くなるほど，また面積が小さくなるほど主軸方向はちょっとした雑音で大きく変わるため，注意が必要である。

$$円形度 = \frac{4\pi \times (面積)}{(周囲長)^2} \tag{4.6}$$

〔3〕 **モーメント**

次式で与えられる μ_{pq} を画像（あるいは図形）$f(x, y)$ の $p+q$ 次の**中心積率**（central moment）と呼ぶ。これも図形の形状特徴を表す特徴量としてよく知られている（簡単のため，連続画像で説明する。ディジタル画像の場合は積分が画素に関する総和になる）。

$$\left. \begin{aligned} \mu_{pq} &= \int_x \int_y (x-\bar{x}_{10})^p (y-\bar{y}_{01})^q f(x, y) \, dxdy \quad (p, q = 0, 1, 2, 3, \cdots) \\ \bar{x}_{10} &= \frac{1}{\mu_{00}} \int_x \int_y x f(x, y) \, dxdy \\ \bar{y}_{01} &= \frac{1}{\mu_{00}} \int_x \int_y y f(x, y) \, dxdy \end{aligned} \right\} \tag{4.7}$$

ここで，$f(x, y)$ は点 (x, y) における濃度値（2値画像の場合は 0 か 1）である。この特徴量は入力画像の平行移動に対する不変量であるが，さらにいくつかの中心積率を組み合わせることによって拡大・縮小や回転に対しても不変量が得られる［大津 81, 96, 森 90, 高木 04］。例えば，以下の直線度も図形の拡大・縮小，回転，平行移動に関する不変量の一つであり，直感的には図形の細長さ（直線性の度合い）を表す［大津 96］。

$$直線度 = \frac{\sqrt{4\mu_{11}^2 + (\mu_{20} - \mu_{02})^2}}{\mu_{20} - \mu_{02}} \tag{4.8}$$

なお，図形の境界線（輪郭線；閉曲線になる）を抽出したり，中心線を抽出する（細線化処理（4.6.3項参照））ことによって線図形に変換すれば，4.2.2項の線図形に関する特徴量を面図形に対してもそのまま使うことができる。

4.2.4 複数の図形の集合の特徴量

これまでは，4.2.1項の点図形の場合を除けば主に単一の図形に関する特徴量を説明してきたが，ここでは複数の図形に対して定義される特徴量について述べる。

〔1〕 **特徴量の統計量**

個々の図形について測定した上記の特徴量の統計量（平均，最大，最小，範囲（レンジ），分散，など，表 4.2 と同様）があげられる。

〔2〕 **位置関係**

複数の図形間の空間的な位置関係を表す特徴量も考えられる。まず，4.2.1項で示した図形どうしの隣接関係を線図形や面図形の場合にも拡張したものがあげられる［八島 83］。また，周期的な配置の図形の解析には，画像全体の空間周波数スペクトルや図形間の変位ベクトルの分布を用いた手法がよく見られる［森 90］。逆にランダムな配置の図形の解析には，ボロノイ分割［八島 83, 間瀬 81］やドロネー分

割（Delaunay tessellation）の結果などがある［高木03，事典04］。

4.3 トポロジー的特徴量

トポロジー（位相幾何）に関する特徴量はこれまでに述べたものとは大きく異なる。例えば，図形のトポロジー的特徴量は，大きさや位置とは無関係に「連結している」こととその連結の「仕方」のみによって決まる。以下では，代表的な二つの局所的トポロジー特徴量であるオイラー数と連結数について説明する［鳥脇88］。

オイラー数（Euler number，**示性数**，**種数**（genus）とも呼ばれる）は，2値画像全体に対しては『連結成分数から穴の数を引いたもの』，一つの連結成分に対しては『1からその連結成分の穴の数を引いたもの』，と定義される（**図 4.12**）。

ここで，**穴**とは0-画素の連結成分で画像の縁の画素と連結していないものを指す。ある処理の前後でこのオイラー数が変わらなければ，その処理によって連結成分の分離や消滅，別の連結成分との接続，穴の発生や消滅，などの現象は一切生じない（**トポロジーが保存される**）ことを意味し，4.6節で説明する細線化などの処理の際に重要となる。

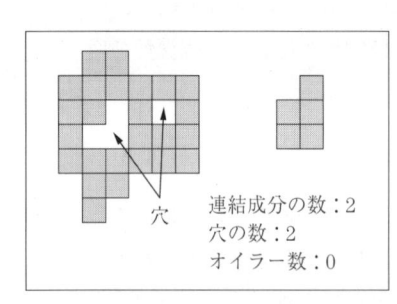

図 4.12 オイラー数の例

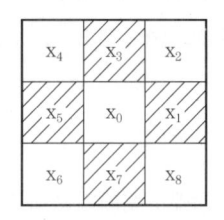

図 4.13 画素 x_0 の近傍

次に，**連結数**（connectivity number）$N_c^{[k]}(x_0)$（k は連結性の種類を示す，$k=4, 8$）は1-画素 x_0 の8近傍画素 x_k（**図 4.13**）の濃度値を f_k とすると次式で計算される。

$$\left.\begin{aligned} N_c^{[4]} &= \sum_{k \in S_1} (f_k - f_k f_{k+1} f_{k+2}) & \text{（4連結の場合）} \\ N_c^{[8]} &= \sum_{k \in S_1} (\bar{f}_k - \bar{f}_k \bar{f}_{k+1} \bar{f}_{k+2}) & (\bar{f}_k = 1 - f_k) \quad \text{（8連結の場合）} \end{aligned}\right\} \quad (4.9)$$

直感的には連結数は画素 x_0 に連結する3×3近傍内の連結成分の個数に対応する。また，それは，次のようにトポロジー保存とも深く関係している。

【**定理**】 1-画素 x_0 が消去可能，すなわち画素 x_0 を0に変えてもトポロジーが保存される（オイラー数が変わらない）ための必要十分条件は以下の式が成り立つことである。

$$N_c^{[k]}(x_0) = 1 \quad (k=4, \text{または}, 8) \tag{4.10}$$

その他，連結数やオイラー数と深くかかわっている特徴量に**曲率係数**（coefficient of curvature）があるが，詳細は文献［横井 73，鳥脇 88］を参照されたい。

4.4 濃 淡 特 徴

ここでは，注目する図形上の画素のもつ濃度値に着目し，関心をもつ領域内の画素における濃度値から計算される濃淡特徴のいくつかを紹介する。

4.4.1 濃度値分布の特徴

濃淡に関する基本的な特徴としては，まず，領域内の濃度値の確率分布から導かれる統計量（表 4.2）が考えられる。

表 4.2 統 計 量 の 例

平均値，標準偏差，変動係数（＝標準偏差/平均値），歪度，尖度，中心モーメント，最小値，最大値，範囲（レンジ），中央値（メディアン），最頻値（モード），p パーセント点順位値（T 位値），頻度の極大点，極小点，および，極値間の距離

上記はいずれも基本的で非常によく用いられる特徴量であり，おそらくほとんどすべての画像処理で，対象画像の性質をよく知るためにまずはじめに求められるものである。

4.4.2 濃度曲面の幾何学的特徴

〔1〕 局所的凹凸形状

濃淡画像を表す関数 $f(x, y)$（または $\{f_{ij}\}$）を 2 次元平面上の曲面（図 4.14）とみなしたとき，その凹凸の状態を示す特徴量がしばしば用いられる。この特徴量の計算方法には，ディジタル画像から直接計算する方法と，連続画像に変換して計算する方法の二つがある。

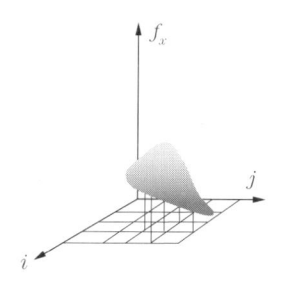

図 4.14 濃淡曲面の例

（a） **離散アプローチ** 注目画素 x_0 の近傍の曲面の状態を，x_0 の周囲の画素の濃度値の大小関係によって特徴づける。一例を以下に示す［Johnston 75，鳥脇 88］。まず，画素 x_0 を含む濃度値 f_{x_0} の画素からなる連結成分を $R(x_0)$ と書く。また，その領域 $R(x_0)$ に隣接する画素をある画素から順にたどって並べたものを

$\{x_1, x_2, \cdots, x_k\}$ とする。さらに，濃度値の差分値の系列

$$\{\Delta_1, \Delta_2, \cdots, \Delta_k\} \quad (\Delta_i = f_{x_0} - f_{x_i} \quad (i=1, 2, \cdots, k))$$

を求めた後，この系列に対して次の特徴を定義する。

$\Delta + \equiv \Delta_i > 0$ のものの総和

$\Delta - \equiv \Delta_i < 0$ のものの総和

$a_r =$ 系列中で生じる符号変化の回数

$r =$ 符号変化から次の符号変化までの間の最長間隔

これらの特徴量を用いれば，領域 $R(x_0)$ とその周辺の状態を，頂点，穴，平地，鞍部，尾根，谷，および，斜面のいずれかに分類することができる。

これと同種の特徴量を，濃淡画像の連結数，および，曲率係数と呼ばれる特徴量に基づいて抽出する方法もある［鳥脇88］。これを用いて，尾根線，谷線など（構造線と呼ぶ）も求めている［Toriwaki 78］。

（b）連続アプローチ 主に曲面 $f(x, y)$ の導関数で定まる構造特徴を求める。ただし，2乗誤差最小などの基準によって曲面を当てはめて入力を連続画像に変換した後に解析を行うことが多い［鹿野71, 鳥脇88］。また，最近では，導関数の値を直接離散画像から推定し，推定された導関数をもつ連続曲面が存在するとして特徴解析を行う例が見られる［Sato 00, 河田 00, 01, Monga 95］。これらの方法では，微係数が雑音の影響を強く受けることが多いので，平滑化や曲面当てはめなどによってあらかじめランダム雑音を減少させておくことも多い。

〔2〕**曲率特徴**

曲面に関する特徴量としては，主曲率に関する特徴量が最もよく用いられている。例えば，次式のガウス曲率と平均曲率があり，両者を用いれば曲面を頂点，穴，平坦，尾根，谷，極小曲面，saddle ridge，および，saddle valley の 8 状態に分類できることが知られている［Besl 86］（図 4.15）。

$$\text{ガウス曲率} = k_1 \cdot k_2 \tag{4.11}$$

$$\text{平均曲率} = \frac{k_1 + k_2}{2} \tag{4.12}$$

ここで，k_1, k_2 は注目点における法曲率の最大値と最小値であり，主曲率と呼ばれる。また，曲面の凹凸の大きさを測るものとしては次の絶対曲率が用いられるこ

ノート

その他の濃淡特徴

二つ以上の画素間で定義される濃淡特徴としては，4.4.2項で示した濃度曲面の幾何学的特徴量のほかに，3.4節で説明した共起行列（同時生起行列）（co-occurrence matrix）から導かれる特徴量［高木04］や，2章で述べたフーリエ変換後の画像から求められる特徴量（フーリエ特徴）もある。

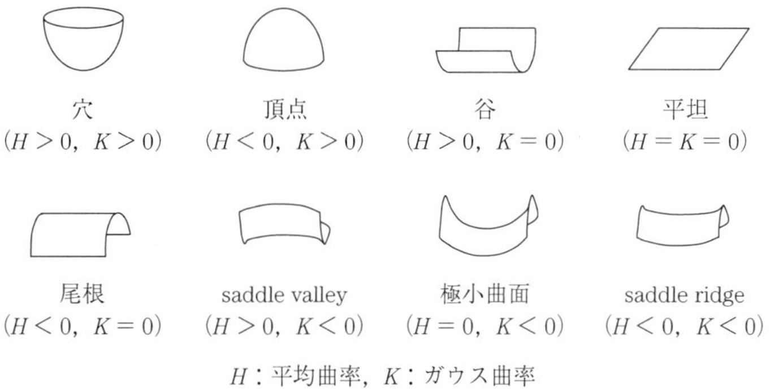

図中の形状ラベル:
- 穴 ($H>0, K>0$)
- 頂点 ($H<0, K>0$)
- 谷 ($H>0, K=0$)
- 平坦 ($H=K=0$)
- 尾根 ($H<0, K=0$)
- saddle valley ($H>0, K<0$)
- 極小曲面 ($H=0, K<0$)
- saddle ridge ($H<0, K<0$)

H：平均曲率，K：ガウス曲率

図 4.15 ガウス曲率と平均曲率による曲面分類 [高木 03, 04, 河田 00, 01]

とがある．

$$\text{絶対曲率} = |k_1| + |k_2| \tag{4.13}$$

さらに，次式の形状指数（shape index）や curvedness [Koenderink 92] も用いられ，様々な図形の分類に応用されている [高木 03, 04, 河田 00, 01]．

$$\text{shape index} = \frac{2}{\pi} \arctan \frac{k_2 + k_1}{k_2 - k_1} \quad (k_1 \geq k_2) \tag{4.14}$$

$$\text{curvedness} = \sqrt{\frac{k_1^2 + k_2^2}{2}} \tag{4.15}$$

4.4.3 二つの画像間の類似性の特徴

画像処理の中には，テンプレートマッチングや画像検索のように二つの画像間の類似性を調べる処理がしばしばある．以下ではそのような場合に用いる類似性特徴のいくつかを説明する．

〔1〕 画像間の直接比較

まず，比較する画像（または部分画像）が同じ大きさとしよう．適当な方法（例えばラスタスキャン）で画素を順番に並べて，それらを二つの濃度値ベクトル $\boldsymbol{f}$ および $\boldsymbol{g}$ と考える（64 ページのノート参照）．このとき，二つのベクトル $\boldsymbol{f}$，$\boldsymbol{g}$ 間の類似性を評価する特徴には例えば以下のものがある（f_i，g_i はベクトル $\boldsymbol{f}$ と $\boldsymbol{g}$ の第 i 成分を表す）．

$$\text{残差誤差} = \sum_i |f_i - g_i| \tag{4.16}$$

$$\text{相関係数} = \frac{\sum_i (f_i - E\{\boldsymbol{f}\})(g_i - E\{\boldsymbol{g}\})}{\sqrt{\sum_i (f_i - E\{\boldsymbol{f}\})^2 \sum_i (g_i - E\{\boldsymbol{g}\})^2}} \tag{4.17}$$

ただし，$E\{\cdot\}$ は・の画像全体にわたる平均値を表す [尾上 76]．

〔2〕 濃度値の確率分布の比較

二つの画像の濃度値の確率分布を比較する．そのための特徴量として次のようなものがある．これらの特徴量はテクスチャ解析や次節で説明する特徴選択の基準としても用いられる．ただし，画像 $\mathbf{F}$ と $\mathbf{G}$ の濃度値の確率密度関数を p_f，p_g，確率

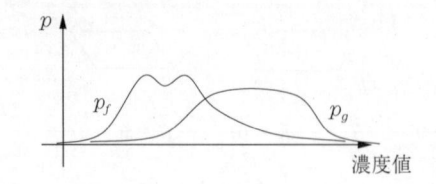

図 4.16 濃度値の確率密度関数とその比較の例

分布関数を P_f, P_g とする（図 4.16）。

$$\text{分離度} = \frac{E\{\mathbf{F}\} - E\{\mathbf{G}\}}{\sigma} \tag{4.18}$$

ここで，$E\{\mathbf{F}\}$, $E\{\mathbf{G}\}$ は確率密度関数 p_f, p_g の期待値，σ は p_f と p_g の標準偏差の平均を表す。

$$\text{コルモゴロフ-スミルノフ統計量} = \sup |P_f - P_g| \tag{4.19}$$

$$\text{ダイバージェンス (divergence)} = E_f \left\{ \log \frac{p_f}{p_g} \right\} - E_g \left\{ \log \frac{p_f}{p_g} \right\} \tag{4.20}$$

ここで，$E_f\{\cdot\}$, $E_g\{\cdot\}$ は p_f, p_g に関する期待値である。

これらの特徴量は，基本的には二つの確率分布が離れているほど単調に値が大きくなると考えてよいが，途中の値の振舞いは個々の定義によって異なるので注意が必要である。

また，二つの画像の濃度値の意味が全く異なる場合（例えば，一方が CT 像，他方が MR 像など）には次の相互情報量がよく用いられる。この特徴量は，異なるモダリティ間の画像の位置合せなどに多くの応用例が見られる [Hajnal 01, Fitzpatrick 00]。

$$\text{相互情報量} = E_{fg} \left\{ \log \frac{p_{fg}}{p_f p_g} \right\} \tag{4.21}$$

ここで，p_{fg} は画像 $\mathbf{F}$ と $\mathbf{G}$ の濃度値の同時確率密度関数，$E_{fg}\{\cdot\}$ は p_{fg} に関する期待値を表す。

4.5 特徴量の削減

特徴量は少ない方が次の分類・決定がやりやすい。より詳しくいえば，分類に用いる特徴量の数は，以下の理由によってなるべく小さい方が望ましい。

（a） 学習標本数が特徴ベクトルの次元数（特徴量の個数）に対して少なくなるほど，過学習によって分類器の設計が適切に行われなくなる可能性が高くなる。どの程度の数の学習標本を用意すればよいかは問題ごとに異なるが，ある問題に対しては例えば次元数の 5 倍程度が必要であるといわれている [鳥脇 93]。しかし，誤り率をある一定以上の精度で推定するために必要な標本数 N_s は

$$N_s \propto (\text{定数}) \times (\text{特徴量数})$$

ではなく，定数自身も特徴量の個数とともに増加するという報告もある［Fukunaga 90］．

(b) 特徴量の数を増加させても実際には認識率があまり上昇せずに，計算コストのみが高くなる場合がある．これは，特徴量の数が増えても互いに相関の強い組合せが増加するだけで，パターンの確率分布に関する実効のある情報はそれほど増えないためであると考えられる．

そこで，分類の能力をなるべく落とさずに特徴量を減少する工夫がなされる．以下に代表的な二つの方法を述べる．

4.5.1 K-L（Karhunen-Loeve）展開

特徴ベクトルを線形変換によって，より低い次元の空間に写す．いま，d 次元の特徴ベクトル $\boldsymbol{x}=(x_1, x_2, \cdots, x_d)^t$ を，式 (4.22) の線形変換 $\boldsymbol{L}$（$d \times d$ の正方行列）によって d 次元の列のベクトル $\boldsymbol{z}=(z_1, z_2, \cdots, z_d)^t$ に変換することを考える．

$$\boldsymbol{z} = \boldsymbol{L}\boldsymbol{x} \tag{4.22}$$

変換後に m 個（$m \ll d$）の成分を選ぶ．ここで，どのような基準でこの変換 $\boldsymbol{L}$ を選ぶかがポイントになる．K-L 展開と呼ばれる方法では，変換後の空間の座標軸で，その方向の成分の分散が大きいものから m 個の軸を選ぶ［Duda00, 鳥脇93, 石井98］．

詳細は省くが，$\boldsymbol{L}$ を $m \times d$ の行列として，特徴ベクトル $\boldsymbol{x}$ の成分の共分散行列 $\boldsymbol{\Sigma}$ の固有値を大きい方から m 個選び，それに対応する固有ベクトル $\boldsymbol{l}_1, \boldsymbol{l}_2, \cdots, \boldsymbol{l}_m$ を用いて，$\boldsymbol{L}=(\boldsymbol{l}_1, \boldsymbol{l}_2, \cdots, \boldsymbol{l}_m)^t$（$m \times d$ の行列）とすればよい［鳥脇93, 石井98］．なお，K-L 展開は必ずしもパターンの分類に有効な情報を残す変換になっているわけではないので，分類の前処理として用いる場合には注意が必要である．また，この方法は数理統計学，多変量解析の分野でよく知られている**主成分分析**（principal component analysis, PCA）と数学的にはほとんど等価である．

分類に有効な情報を含むように部分空間を選ぶ方法として**フィッシャーの線形判別法**がある（詳細は5.2.4項参照）［岡田82, Fukunaga 90, 鳥脇93, Duda 00］．また，変換の範囲を非線形変換まで広げれば，例えばニューラルネットワークに基づく方法も用いることができる．その他，パターン分類に関する専門書［Jain 92, Fukunaga 90, 大津81, 96, 浜本94, Duda 00, 鳥脇93, 石井98］を参照．

4.5.2 特徴量の個数の削減

この方法は，特徴量そのものを変換はせず，その中の有効なものを選び出そうとする考え方である［鳥脇93, Fukunaga 90, Loew 00］．具体的には，特徴量の集合から適当な方法で部分集合を作成し，それらに対して「よさ」を評価して最も優れた部分集合を選択する．直感的でわかりやすいが，最適な組合せを得るにはすべて

の部分集合を試してみる総当り法以外にはよい解法がない [鳥脇 93]。準最適な組合せを求める方法としては逐次選択法 [鳥脇 93]，遺伝的アルゴリズム [Sahiner 96] の利用，などがある。また，特徴量の組合せの「よさ」の評価のための基準としては，例えば，分布間の距離 (4.4.3〔2〕項参照) や誤分類率，ROC 曲線下の面積 Az (5.4 節参照) などが提案されている [古屋 03]。

ノート

画像表現とベクトル表現，行列表現

M 行 N 列のディジタル画像は，単なる濃淡値の 2 次元行列状の配置であって，数学的にはそれ以上の意味はない。しかし，これをあえて形式的にベクトルや行列とみなして扱うことによって，新しい処理手法を導く方法が出てきている (図 4.17)。

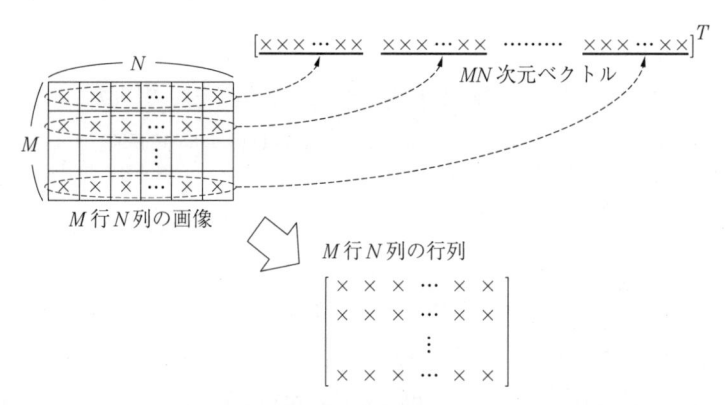

図 4.17 データ表現の形式—画像，ベクトル，および，行列

例えば，画像の各行を N 次元ベクトルとみなして 1 列につなぎ，MN 次元ベクトルを得る。画像のサンプルが P 枚あれば，P 個のサンプルベクトルが得られる。このベクトルのサンプルから共分散行列をつくれば，4.5.1 項の K-L 展開に対応する手法を適用する可能性が出てくる。実際このようにして求めた共分散行列の固有ベクトルは同じ MN 次元空間にあるから，これを画像の形に戻して見ることができる。これを固有画像と呼び，ある種の画像の特徴を集約した画像として扱うことがある。固有画像は人の顔画像の認識への応用に始まり，コンピュータビジョンの分野ではしばしば使われるようになっている。最近は胸部 CT 像の CAD への応用も見られる。

その他，確率的に独立なベクトルに対応する画像を求めることを目指す独立成分分析，画像をそのまま M 行 N 列の行列と見て行列の分解を試みる**特異値分解** (singular value decomposition) なども同じ方向の考え方といえよう [村田 04，高木 04]。

4.6 2値画像処理

4.6.1 特徴抽出と2値画像処理

医用画像処理のほとんどすべてにおいて，入力は濃淡画像である．そこで，入力画像の内容に関する解析・認識に進むには，ここから濃淡の分布状態に関する特徴抽出を行い，次に必要ならそれに基づいて分類・決定を行う．本節の主要な目的はこの特徴抽出の手法を説明することである．しかし，大抵の画像処理のプロセスでは，特徴抽出に進む前に2値画像処理を経由する．なぜなら，入力画像中の計測・認識の対象となる「図形」とそれ以外（「背景」）に分けて，前者に値1，後者に値0を入れた2値画像を扱う段階があるからである．そして，特徴抽出に進む前にこの2値画像を積極的に処理する必要もあることが多い．本節では2値画像に対する基礎的な画像処理手法をいくつか紹介する．これらの手法は，それ自体が特徴抽出として用いられたり，特徴抽出処理などに対する前処理として用いられたりもする．前処理として用いられる場合には，画像を後段の処理で扱いやすい形式に変換する，という役割を果たす．また，これらの手法は，それぞれを単独に適用するのみでなく，いくつか組み合わせて用いることによって，いっそう強力なツールとなる．

以下，特に断らない限り，2次元の場合を例にして説明するが，3次元の場合にもほぼ同様の概念を適用できる．3次元画像特有の概念が必要な場合はごく簡単に説明を補足する．また，本章のはじめに述べたように，以下では，一般性を失わず，

☕ コーヒーブレイク ☕

2値画像処理

画像処理の応用分野の中では，むしろ2値画像処理が中心となるものも少なくない．その代表が**文書画像処理**（document image analysis）である．それは，文字や図面や手書きスケッチが黒と白の線画によるコミュニケーションを目的としてできてきたものであるためであろう．これに対して，大半の医用画像では微妙な濃淡の変化からさえもなるべく多くの人体に関する情報を読み取ろうとする．その意味では2値化は最小限にとどめたい．しかし一方では，2値化は「判断・決定」の最も初歩的な段階でもある．どんな情報処理もどこかで何らかの判断を下さざるをえない．2値化やしきい値処理や図形の細線化などには，見方によってはこのような「判断」との兼合いの難しさが集約されている．また，本節で扱う処理にはコンピュータ処理の便宜のために導入されたものも少なくない．ラベリングとラベル画像はその代表例であろう．距離変換や細線化のアルゴリズムにもそれはいえそうである．しかし，一面ではそれらは画像処理におけるアルゴリズムのおもしろさが最もよく体験できる部分でもある．この面の詳細は［鳥脇88, 02］参照．

図形に属する画素の画素値を1，背景に属する画素値を0とし，それぞれ1-画素および0-画素，あるいは図形画素および背景画素と呼ぶ．連結性，および連結成分については，4.1.1項および4.1.2項参照．また，詳細は［鳥脇88，02］参照．

4.6.2 ラベル画像とラベリング

2値画像の各連結成分を記憶するために，各連結成分ごとに異なるラベルを各画素に入れた画像を用いる．これを**ラベル画像**（label picture）と呼び，ラベル画像を求める処理を**ラベルづけ**（**ラベリング**（labeling））と呼ぶ．**図4.18**（a）の画像に対して連結性を4連結，あるいは8連結とした場合のラベル画像をそれぞれ（b），（c）に示す．これらのラベル画像ではラベルごとに異なる模様で表示した．4.1.2項で述べたように，連結性によって連結成分と定義される1-画素の集合が異なる．そのため，（b）と（c）のような違いが現れてくる．ラベリングアルゴリズムについては［鳥脇88，02］参照．

■ 1-画素，□ 0-画素

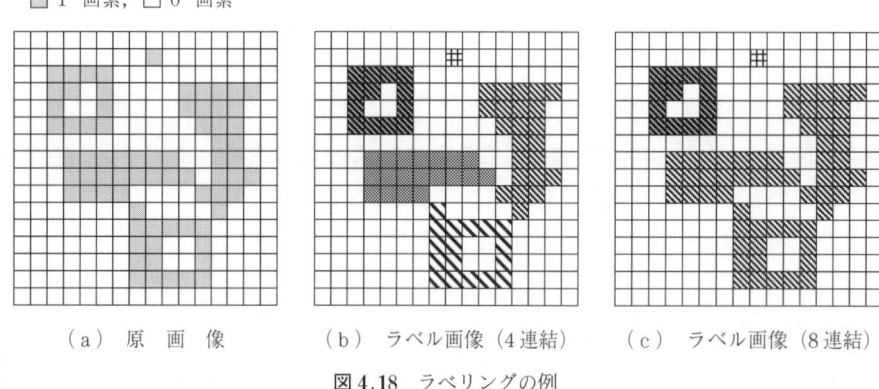

| （a）原　画　像 | （b）ラベル画像（4連結） | （c）ラベル画像（8連結） |

図4.18　ラベリングの例

4.6.3 細線化・薄面化

幅のある図形をその中心線とみなされる線状の図形（中心線，芯線）に変換する処理を**細線化**（axis thinning，あるいは単に thinning）と呼ぶ．細線化手法が満たすべき要請として，おおむね以下のような事項があげられている［鳥脇85，88，02］．

［細線化アルゴリズムの満たすべき要件］

① （連結性）　芯線は，元の図形のトポロジカルな性質を保存する．
② （位置）　芯線は，元の図形の中心に位置する．
③ （線幅）　芯線の線幅は1である．
④ （長さ，縮退）　芯線の長さは，原図形から人間が自然に感じる長さに十分近い．
⑤ （雑音）　芯線は原図形の縁のランダムな凹凸の影響を受けない．

⑥(交差部) 原図形の交差部，分岐部では，芯線も自然な形の交差，分岐を生じる。

⑦(回転) 芯線は，原図形の回転の影響を受けない。

しかし，実際には上記の要請をすべて正確に満たすことは難しい．そのため，目的に応じて要請のうちのいくつかを満たす（あるいは近似的に満足する）手法が多数提案されている［Bitter 01 a, b, Blezek 99, Pudney 98, Ragnemalm 93, Yuan 03, 齋藤 96, 01, 坂井 02, 鳥脇 85, 88, 02］．通常，細線化と呼ばれる手法では，特に上記の①，②，および③が重視される．

多くの細線化のアルゴリズムでは，ある順番で逐次的に図形画素（1-画素）を背景画素（0-画素）に変えてゆき，最終的に至る所で線幅を1にするという手法がとられる．すなわち，具体的には，現在注目している図形画素を背景画素に変化した（「消去した」という）ときにトポロジカルな性質に変化を生じるか否かの判定（**消去可能性**（deletability）の判定）を行いながら，図形を各方向から等しい割合で削ってゆき，消去可能な画素がなくなったとき，処理を停止する．図形を各方向から等しい割合で削ってゆく，ということは実質的に後述の距離変換（4.6.6項参照）を行った後に距離値が小さいものから順番に背景画素に変えてゆく，ということと等しい．そのため，近年，距離変換を施された図形から直接的に芯線を得る手法も提案されている［Bitter 01a, 齋藤 96, 01］．**図 4.19** に 2 次元の人工図形，および実画像をもとにして作った図形に対して細線化を施した結果を示す．最終的な結果が 4 連結，および 8 連結の連結成分となるようにした結果を，それぞれ同図 (b-1)(b-2)，および (c-1)(c-2) に示す．

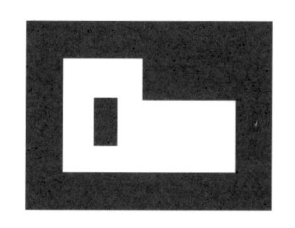

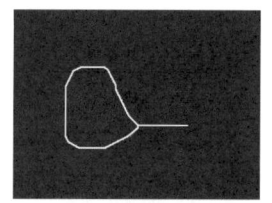

| (a-1) 原図形 | (b-1) 細線化 (4連結) | (c-1) 細線化 (8連結) |

| (a-2) 原図形 | (b-2) 細線化 (4連結) | (c-2) 細線化 (8連結) |

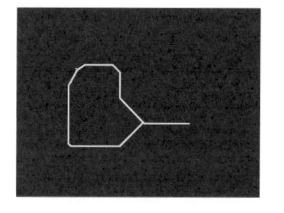

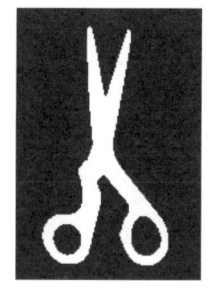

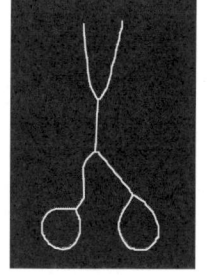

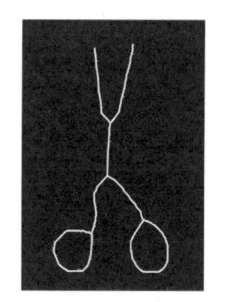

図 4.19 細線化の結果

また，**図 4.20**（a）の 3 次元図形に対して細線化［齋藤 96］を施した結果を同図（b）示す。原図形は手の 3 D CT 像を 2 値化したものである。指はそれぞれ 1 本ずつ（親指と人差し指はつながっている）の線として残っているが，掌の部分の結果はこれだけでは目的におそらく合わない。これは前記⑤の"ランダムな凹凸"によるものと考えられる。最終的には細線化結果の画像をどのような目的で用いるかによって，さらに様々な個別目的に依存した処理をつけ加える必要が出てくる。

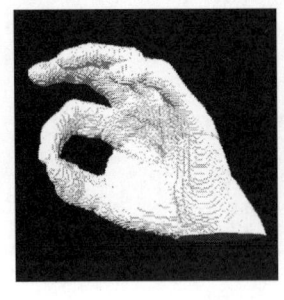

| （a）原　画　像 | （b）細線化の結果 | （c）薄面化の結果 |

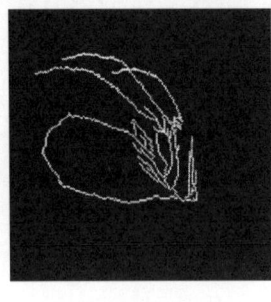

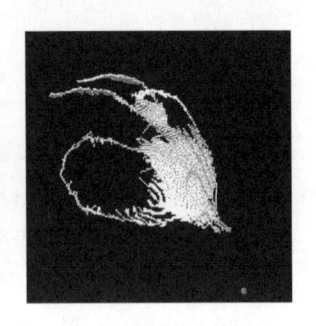

図 4.20　3 次元図形の細線化と薄面化［齋藤 96］

これに対応する 3 次元図形に特有の処理として**薄面化**（surface thinning）がある。薄面化とは与えられた 3 次元図形を，その中心面を与える面状の図形に変換する処理である。薄面化が満たすべき事項は，基本的には細線化と同様であるが，最終的に得られるべき図形は厚みが 1 の面図形である。図 4.20（a）に薄面化［齋藤 96］を施した結果を同図（c）に示す。指のようなほぼ円柱形の部分は線図形に，掌のような板状の部分は面図形に変換されていることがわかる。なお，図 4.20 で紹介したアルゴリズムでは原図形に距離変換を施した後に距離値が小さいものから順に消去してゆく，という手法をとっているため，指のように一見細長い図形に見えても扁平な形状をしていれば完全な線図形には変換されない（同図では中指，および薬指）。

4.6.4　図　形　融　合

図形融合（fusion）は，収縮と拡散（膨張）の任意の順番，および任意の回数の組合せとして定義される。ここで，**収縮**（shrinking）とは背景画素（0-画素）から一定以内の近傍にある 1-画素を 0-画素にする（背景画素にする）処理であり，**拡散**（expansion）とは図形画素（1-画素）から一定以内の近傍にある 0-画素を 1-画素にする（図形画素にする）処理である。これを何回か反復することも多い。収縮 → 拡散の順に行った場合には，収縮の回数と連結性に応じた大きさの連結成分，および図形の帯状部分が消去される。逆に拡散 → 収縮の順に行った場合には，拡散の回数と連結性に応じた大きさの穴，および図形間を隔てる帯状の背景が図形画素によって埋められる。なお，図形融合の前後で図形の大きさが極端に変化しな

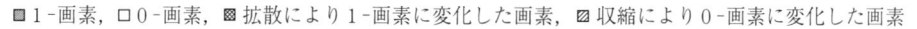

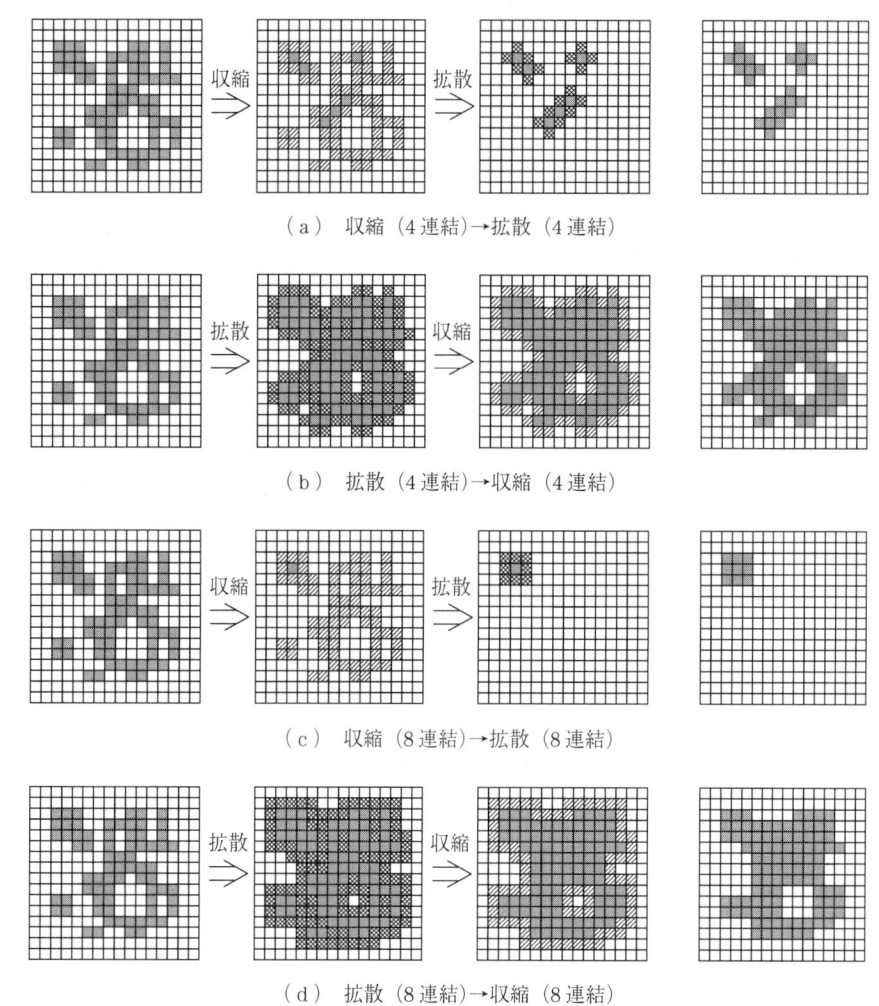

■1-画素，□0-画素，▨拡散により1-画素に変化した画素，▨収縮により0-画素に変化した画素

(a) 収縮（4連結）→拡散（4連結）

(b) 拡散（4連結）→収縮（4連結）

(c) 収縮（8連結）→拡散（8連結）

(d) 拡散（8連結）→収縮（8連結）

図 4.21 図形融合の例（左端：入力図形，右端：出力図形）

いように拡散と収縮の回数を等しくすることが多い。図 4.21 に図形融合の例を示す。

収縮と拡散の順番，および連結性によって結果が異なることがわかる。また，図 4.22 に胸部 X 線 CT 像（3 次元画像）から 3 次元的に抽出された肺動脈を 2 次元に投影した結果に対して図形融合を行った結果を示す。収縮 → 拡散の順に図形融合を施すと，原図形での細い血管は除去され，ある程度の太さ（収縮の回数分の半径）をもつ血管はほぼ元の太さのまま残ることがわかる（同図（b），（d））。一方，拡散 → 収縮の順に図形融合を施すと，原図形の血管間の背景が図形に変化し，小さい穴も除去されていることがわかる（(c)，(e)）。したがって，図形融合ではトポロジーは保存されるとは限らない［鳥脇 88, 02］。なお，モルフォロジー演算（4.6.7 項）も参照。

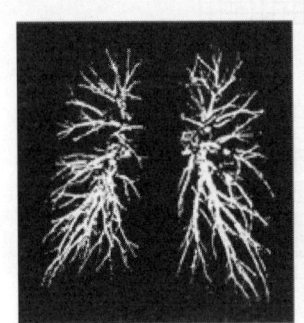

(a) 肺動脈の2次元投影像
（2値化後）

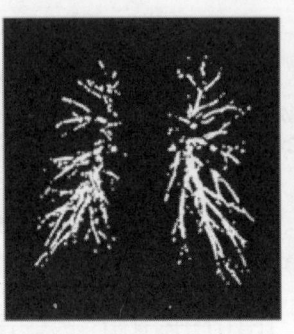

(b) 収縮（4連結）2回
→拡散（4連結）2回

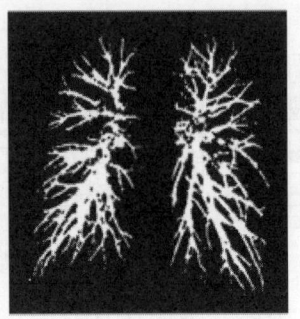

(c) 拡散（4連結）2回
→収縮（4連結）2回

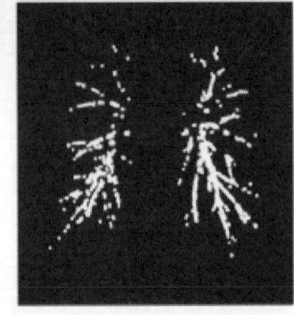

(d) 収縮（8連結）2回
→拡散（8連結）2回

(e) 拡散（8連結）2回
→収縮（8連結）2回

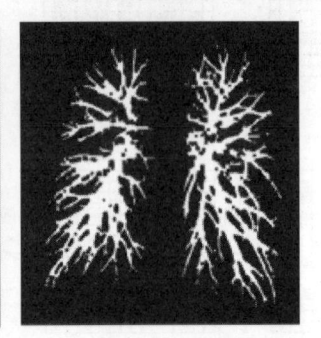

図 4.22　実画像に対する図形融合の適用結果

4.6.5　ボロノイ分割

ボロノイ分割（Voronoi tessellation，ドロネー分割（Delaunay tessellation）とも呼ばれる）では，入力画像として孤立点の集合が与えられる。これを生成元と呼ぶ。ボロノイ分割とは，まず，生成元ごとに異なるラベルを与え，次に各背景画素に対してそれに最も近い生成元と同じラベルを与える処理である。得られた画像を**ボロノイ図**（Voronoi diagram）と呼ぶ。ディジタル化の影響を除けば，ボロノイ図は凸多角形（3次元の場合には凸多面体）の集合（画面全体を見れば凸多角形への分割（ボロノイ分割））となり，その数は生成元の数と等しい（**図 4.23**）。連続画像では，異なるラベルが与えられる領域間の境界線は生成元どうしを結ぶ直線の垂直二等分線となる［高木 03］。

拡張ボロノイ分割（extended Voronoi tessellation）では，連結成分（図形）を生成元とすることを許す［齋藤 92，間瀬 81，八島 83］。この場合もボロノイ分割と同様の処理手順でボロノイ図を得ることができるが，生成元となる連結成分の形状によって，ボロノイ図は凸多角形の集合となるとは限らない（**図 4.24**）。

ディジタル画像の場合には，ボロノイ分割，および拡張ボロノイ分割の両方とも，複数の異なる生成元から等距離にある背景画素にどのようにラベルを割り当て

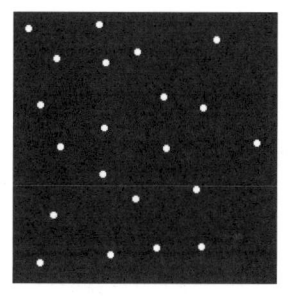

(a) 生成元（説明のため，生成元の位置に大きさをもつ円を表示）　　(b) ボロノイ図

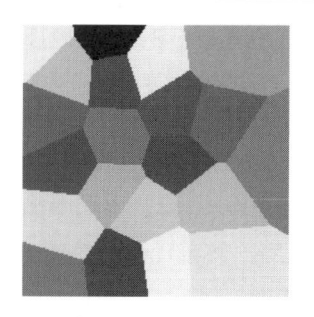

図 4.23　ボロノイ分割

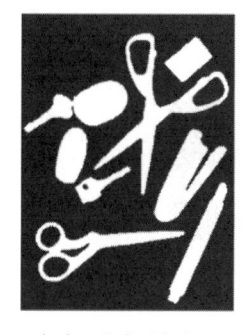

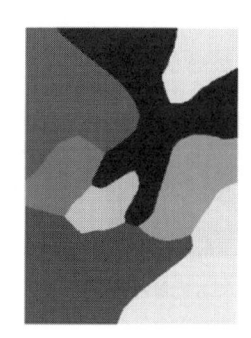

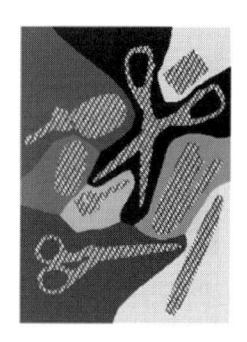

(a) 生成元となる連結成分　　(b) ボロノイ図　　(c) 生成元とボロノイ図の関係

図 4.24　拡張ボロノイ分割

るかが問題となる．実際のアルゴリズムに関しては［間瀬 81，齋藤 92］参照．また，4.1.1 項の「隣接」も参照．ボロノイ分割に関しては連続画像に対する理論的研究も多い［今井 94，坂井 02］．

4.6.6　距離変換と逆距離変換，スケルトン

距離変換（distance transformation）は図形中の各画素に背景までの最短距離を与える処理である．距離の尺度（距離関数）は，目的に応じて様々なものが提案されている（4.1.3 項および［鳥脇 88，02，岡部 83］，**表 4.3**，図 4.2）．

表 4.3　点 (i, j) と点 (p, q) との間の距離（2 次元の場合）

距離関数	定　　義
4 近傍距離	$d_c = \|i-p\| + \|j-q\|$
8 近傍距離	$d_s = \max\{\|i-p\|, \|j-q\|\}$
8 角形距離	$d_o = \max\left\{\|i-p\|, \|j-q\|, \left[\frac{2}{3}(\|i-p\|+\|j-q\|+1)\right]\right\}$
擬似ユークリッド距離	$d_q = \|\|i-p\|-\|j-q\|\| + \sqrt{2}\min\{\|i-p\|, \|j-q\|\}$
ユークリッド距離	$d_e = \sqrt{(i-p)^2+(j-q)^2}$

［　］はガウス記号

これらの距離関数のうち，4近傍距離と8近傍距離は計算コストが比較的低いが，連続空間で用いられる距離との差異が大きい。この点を考慮して8角形距離，あるいは擬似ユークリッド距離などが提案された。理想的にはユークリッド距離が望ましいが計算コストが高い。ディジタル画像に対する距離変換の応用においては，変換を実行するアルゴリズムが重要である。詳細は文献［Calvin 03, Cuisenaire 99, Eggers 98, Lee 97, Saito 94 a, b, Takala 99］参照。3次元の場合には連結性に対応して6近傍距離，18近傍距離，および26近傍距離が提案されている［鳥脇 02］。

上記のような距離関数を用いて人工画像，および実画像に対して距離変換を行った結果を図 **4.25** に示す。距離変換の結果の画像は，いずれも距離値が大きいほど明るく表示してある。4近傍距離の場合には縦方向，横方向，および45度方向に，8近傍距離の場合には縦方向，および横方向に不自然な等距離線が見られる。一方，ユークリッド距離では直感に合致した結果が得られる。

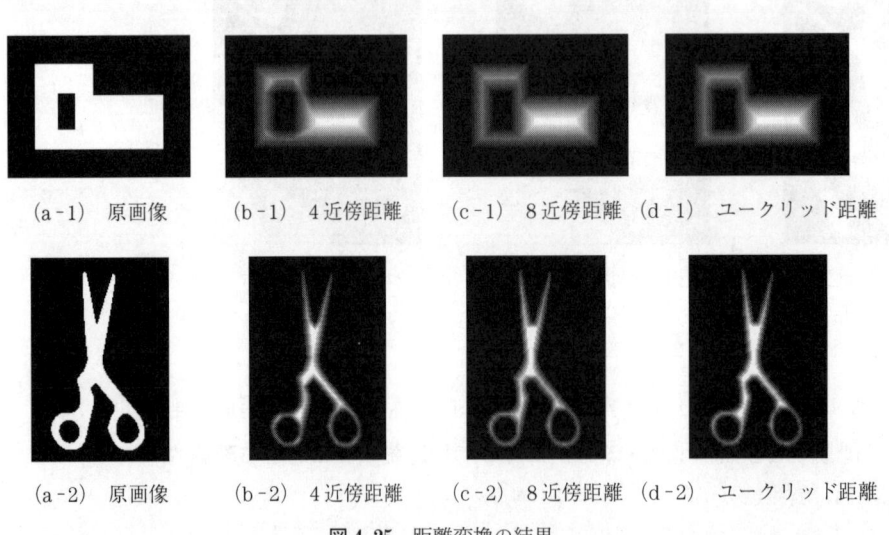

| (a-1) 原画像 | (b-1) 4近傍距離 | (c-1) 8近傍距離 | (d-1) ユークリッド距離 |
| (a-2) 原画像 | (b-2) 4近傍距離 | (c-2) 8近傍距離 | (d-2) ユークリッド距離 |

図 **4.25** 距離変換の結果

なお，濃淡画像に対しては，背景に到達する任意の経路に沿っての濃度値の総和の最小値を「距離」と定義する**濃度値重みつき距離変換**（gray weighted distance transformation）も提案されている［成瀬 77, 鳥脇 88］。応用分野によっては図形の中心付近にあり，かつ濃度値が高い（あるいは低い）部分を芯線とすることが妥当な場合もある。このような場合に濃度値重みつき距離変換を施すことによって芯線を尾根線状に強調することができる。

2値画像の距離変換においては，図形上の適当な一部の画素の集合とその上の距離変換の値がわかればそれから原図形を復元できる。このような画素の集合を**スケルトン**（skeleton）と呼び，距離変換の結果からスケルトンを求める処理を**スケルトン抽出**と呼ぶ。さらに，スケルトンとその上の距離値から原図形を復元する処理を**逆距離変換**（inverse distance transformation）と呼ぶ［鳥脇 88］。この際，4近

傍および8近傍距離の場合には原画像を距離変換した結果も同時に復元される。

細長い図形のスケルトンは，図形の中心線付近に得られるため，細線化と同様の処理として扱われることがある。しかし，以下の点で両者は大きく異なる。

① スケルトンでは，原図形のトポロジー保存は保証されない。一方，細線化ではこれを最重要の要請とする。
② スケルトンからの逆距離変換では，得られた結果から原図形が復元されることを最重要の要請とする。細線化では，これを考慮しない。

図4.26にスケルトン抽出の結果を示す。図4.19との比較により，スケルトン抽出と細線化の相違点が明らかになる。

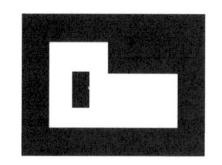

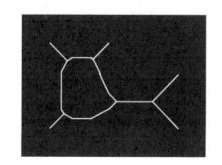

(a) 原画像　　(b) スケルトン（4連結）　　(c) スケルトン（8連結）

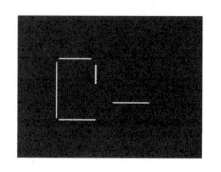

図4.26　スケルトン抽出の結果

なお，原図形の復元可能性条件のみでは，スケルトンは一意に定まらない。そのため，この条件を満たすような最小個数の画素からなるスケルトンを求める工夫もなされている [Borgefors 97, Nilsson 97, Pai 94, Saito 94b]。また，連続画像に対しては前記のような距離関数に伴う差違の問題は生じない。

4.6.7　モルフォロジー演算

モルフォロジー演算は，図形が有する形状特徴を積極的に用いる演算の集合であり，テクスチャ解析や形状雑音の除去などに用いられる。これらの演算では**ミンコフスキー（Minkowski）和**と**ミンコフスキー差**が基本となる。さらにこれらを組み合わせることにより，より利用価値の高い演算が構成される。

図形 F と図形 E があり，それらの図形内の 1-画素の位置ベクトルをそれぞれ f, e とすると，図形 F と図形 E のミンコフスキー和 Z は次式で定義される。

$$F \oplus E = \{z \in Z | z = f + e, \ f \in F, \ e \in E\} \tag{4.23}$$

直感的には，『図形 F と図形 E のミンコフスキー和によって得られる図形 Z は，図形 F 内の各 1-画素の位置に置かれた図形 E の集合である（図4.27(a)）』。また，定義から明らかなように図形 F と図形 E は可換であるため，これらの図形を入れ替えても同じ図形が得られる（同図(b)）。

また，図形 F の図形 E によるミンコフスキー差は次式で定義される。

$$F \ominus E = \{z \in Z | z - e \in F, \ e^{\forall} \in E\} \tag{4.24}$$

この演算によって得られる図形 Z は，『図形 E 内のすべての 1-画素 e に対して $(z-e)$ が図形 F 内に含まれるような 1-画素の集合』である。したがって，図形

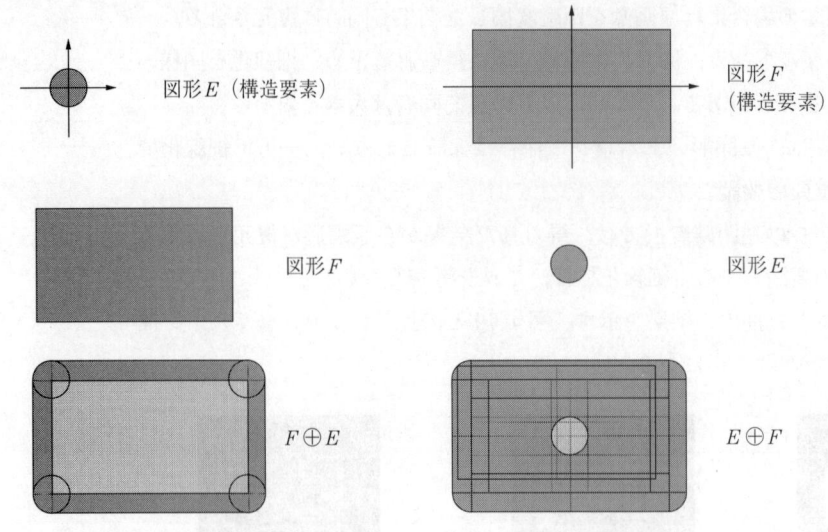

(a) 図形Eと図形Fのミンコフスキー和　　(b) 図形Fと図形Eのミンコフスキー和

図 4.27　ミンコフスキー和

E と点対称な図形 E'（中心は原点）を考え，図形 E' を図形 F 内の各 1-画素の位置に置いたとき，図形 E' が図形 F に完全に包含されるような図形 F 内の 1-画素の集合が図形 Z である（**図 4.28（a）**）。ミンコフスキー差では図形 F と図形 E は可換ではないので，両者を入れ替えると異なる結果が得られる（同図（b））。

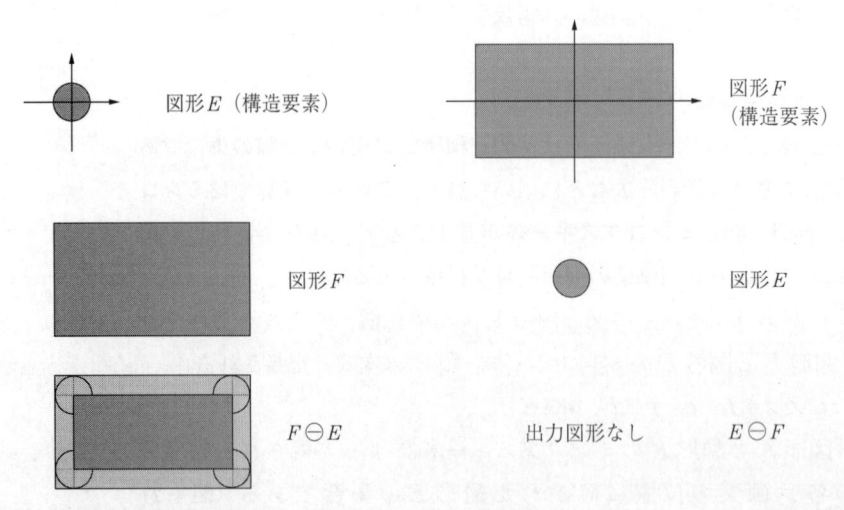

(a) 図形Eと図形Fのミンコフスキー差　　(b) 図形Fと図形Eのミンコフスキー差

図 4.28　ミンコフスキー差

上記の説明で用いた図形 E は，2.3 節で述べたフィルタリングを非線形な処理にまで拡張した場合のフィルタに対応し，**構造要素**と呼ばれる。それはまた，3.3 節で述べた領域生成における構造要素とも対応する。また，ミンコフスキー和，およびミンコフスキー差において，構造要素の代わりにその対称図形を用いたもの

を，それぞれ**ダイレーション**（dilation，膨張），および**エロージョン**（erosion，縮小）と呼ぶ。

構造要素の形，および構造要素の原点がどこにあるかによって結果は異なる。**図4.29**に，いくつかの構造要素を用いたミンコフスキー和，ミンコフスキー差の例を示す。ミンコフスキー和により得られる図形では構造要素より小さい穴や図形画素間の隙間が埋められ，ミンコフスキー差では構造要素より小さい図形や細い図形が削除される。

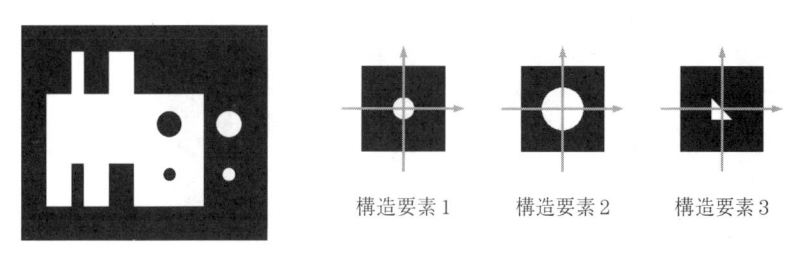

（a） 演算対象の図形

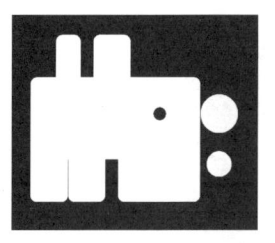

（b-1） 構造要素1とのミンコフスキー和　（b-2） 構造要素2とのミンコフスキー和　（b-3） 構造要素3とのミンコフスキー和

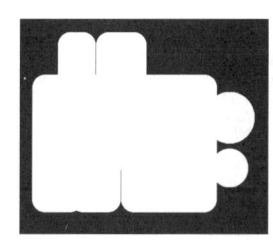

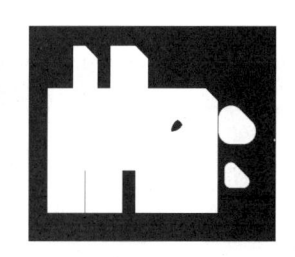

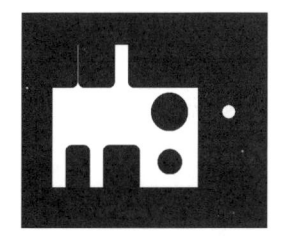

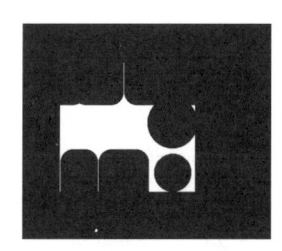

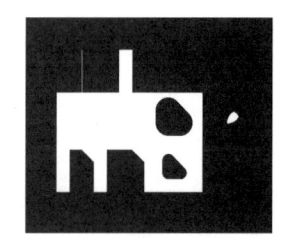

（c-1） 構造要素1とのミンコフスキー差　（c-2） 構造要素2とのミンコフスキー差　（c-3） 構造要素3とのミンコフスキー差

図 4.29 ミンコフスキー和とミンコフスキー差の例

ミンコフスキー和，あるいはミンコフスキー差のどちらかのみを行うと，図形の大きさは元の図形から大きく変わる．そこで，ミンコフスキー和と差をそれぞれ1回ずつ組み合わせた演算が用いられる．これらは**オープニング**（opening），および**クロージング**（closing）と呼ばれ，次のように定義される．

$$\begin{aligned}\text{オープニング}&: (F \ominus E') \oplus E \\ \text{クロージング}&: (F \oplus E') \ominus E\end{aligned} \quad (4.25)$$

これらの演算により，元の図形の大きさをあまり変化させずに形状雑音の消去を行うことができ，オープニングでは図形の細い部分や小領域が削除され，クロージングでは背景の細い部分や小さな穴が埋められる．なお，いずれも図形 F に対して，構造要素 E と点対称な図形 E' を用いてミンコフスキー差，和を行った後，構造要素 E を用いて演算を行うことに注意が必要である．一般にオープニングでは図形は縮小するし，クロージングでは膨張するが，構造要素の形によってはかならずしもそうなるとは限らない（**図 4.30**）．

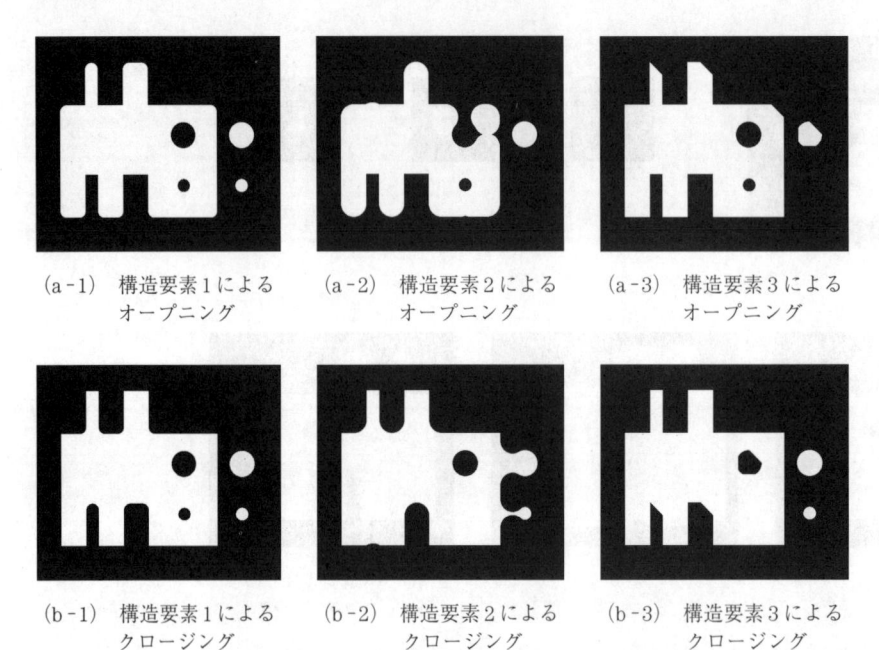

（a-1）構造要素1によるオープニング　　（a-2）構造要素2によるオープニング　　（a-3）構造要素3によるオープニング

（b-1）構造要素1によるクロージング　　（b-2）構造要素2によるクロージング　　（b-3）構造要素3によるクロージング

図 4.30 オープニングとクロージングの例

構造要素として円（3次元図形の場合には球）を用い，かつその原点が円の中心と一致する場合には，これらの演算は 4.6.4 項の図形融合（例えば，半径と同じ回数だけ収縮を繰り返した後に，同じ回数だけ拡散をするなど）と等価となる．なお，球の半径を決定する距離関数によって結果は異なる．図形融合では距離関数としてユークリッド距離を用いることは困難であるが，オープニングやクロージングを用いることにより，簡便に行うことができる．

モルフォロジー演算に関しては，もっとおもしろい性質もあるし，濃淡画像にも拡張できる．詳細は［鳥脇 88, 02, 小畑 96］などを参照．

5 分類・決定

本章では，入力される特徴量の組に最も適切なカテゴリー名（クラス名）を割り当てるための手法の基礎について述べる。ここでは，入力は数値の組（ベクトル）であり，画像ではない。これらの手法の多くが**パターン認識**（pattern recognition），**パターン分類**（pattern classification），**パターン識別**（pattern discrimination），などの名前で表される領域で扱われているものである［鳥脇 93，Fukunaga 90，石井 98，Duda 00］。

以下では簡単のため 2 クラスの分類問題を扱うこととし，クラス名を ω_1，ω_2 とする。このとき，分類の手順を選ぶことは，「任意の入力パターン x に対して，それをカテゴリー ω_1 か ω_2 に割り当てる規則」を定めることに等しい。この規則を**決定則**（decision rule）と呼ぶ。この規則によってパターンの分類を実行する仕組みが具体化されることから，決定則はまた，**パターン分類器**（pattern classifier）とも呼ばれる。パターン分類器の設計も評価も対象とするパターン（ここでは特徴ベクトル）の**標本**（サンプル）を用いて行われることが多い。そこで，分類器の設計に用いる特徴ベクトルを**学習標本**（training sample）または**学習パターン**（**内部標本**（internal sample），**設計標本**（design sample）），能力の評価に用いる特徴ベクトルを**テスト標本**（test sample）（**外部標本**（external sample），**テストパターン**（test pattern））と呼ぶ。

5.1 ベイズ決定則

クラス ω_i のパターンの確率密度関数を $p(x|\omega_i)$，クラス ω_i の事前確率（生起確率）を $P(\omega_i)$ とすると，平均誤り確率を最小にする決定法（**ベイズ決定則**と呼ぶ）は以下のとおりである。

$$\left.\begin{array}{l} P(\omega_1)\,p(x|\omega_1) \geq P(\omega_2)\,p(x|\omega_2) \Rightarrow \text{パターン } x \text{ は } \omega_1 \\ P(\omega_1)\,p(x|\omega_1) < P(\omega_2)\,p(x|\omega_2) \Rightarrow \text{パターン } x \text{ は } \omega_2 \end{array}\right\} \quad (5.1)$$

簡単のため 1 次元のパターンの場合の上記決定則を**図 5.1** に示す。分類境界は二つのグラフ $P(\omega_i)\,p(x|\omega_i)$（$i=1, 2$）が交わる同図（a）の A の位置に存在し，境界の両側に網掛けで示した面積に等しい確率で誤分類が生じる。大事なことは，「この図に示した誤り確率は分類境界をどのように選んでも下回ることのできない

5. 分類・決定

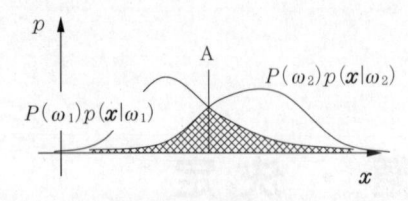

(a) ベイズ決定の分類境界と誤り確率

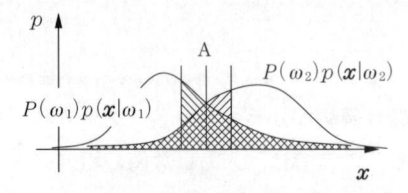

(b) ベイズ決定以外の決定則による境界と誤り確率

図 5.1　ベイズ決定則の説明図

最小値（**ベイズ誤り**と呼ぶ）となっている」ということである。そのことは，図（a）の境界 A を右か左に少し移動した場合を考えれば斜線で示した誤りが増加することから容易に確認できる（図（b））。

上で見たように，ベイズ決定は誤り確率の平均が最小となる決定則であり，その意味では理想的な分類器といえる。しかし，実際の問題に対してベイズ決定を行うためには，式（5.1）からもわかるように，特徴量 x の確率分布（事前確率や確率密度関数）が完全に既知である必要がある。実際には確率分布の形に関する基本的な事柄（例えば確率密度関数が単峰性か否か，対称か否か，等々）さえもわからないことがしばしばあり，密度関数の推定が不完全なままで形式的にベイズ決定則に当てはめても誤りは最小とはならない［鳥脇 93］。そこで，これまでに様々な分類器が提案され，実際にも使われてきた。以下ではそれらのいくつかを紹介する。

ノート

ベイズ決定と損失

ベイズ決定則は本来は決定に伴って生じる損失（コスト，リスク）の期待値が最小になる決定則として定式化されている［鳥脇 93，Fukunaga 90］。ここで取り上げたベイズ決定は損失が誤り率だけによって決まる場合である。

また，ベイズ決定則は最大の事後確率 $P\{\omega_i|x\}$ を与えるクラス，あるいは，入力パターン x とクラス ω_i の同時確率 $P\{\omega_i, x\}$ を最大にするクラスに x を割り当てる決定則と数学的には等価である。このことは，式（5.1）の両辺を $p(x)$ で除してベイズの定理を用いれば簡単に確認できる。

5.2 最近傍決定則，クラスタリング，決定木，統計的分類法

5.2.1 最近傍決定則

最近傍決定則（nearest neighbor decision rule，NN法）は，入力パターンを，分類器が記憶する学習パターンのうちで最も近い（例えばユークリッド距離の意味で近い）パターンと同じクラスに分類する方法である（図5.2）。これを，もう少し多くの設計パターンを見て行おうとすると，入力パターンに最も近い学習パターンをk個選び，その中で個数が最大のクラスに分類するという方法になる（**k近傍決定則**（k-nearest neighbor decision rule，k-NN法）と呼ばれている）。

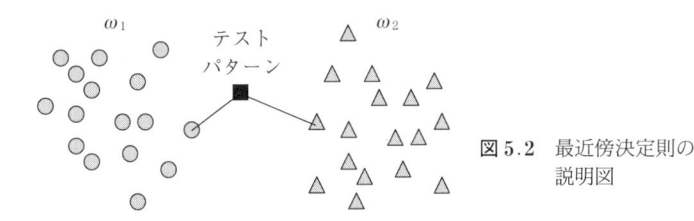

図5.2 最近傍決定則の説明図

どちらの決定則も，入力パターンは自分が覚えているパターンの中で一番似ているものと同類だとみなす，という点では人が直感的に行っていることに近く，パターンの確率分布に関する情報を用いなくても簡単に行えるという長所がある。さらに，分類器が記憶するパターン数が十分多い場合には，NN法はベイズ決定に近づくとされ，分類器としてのみでなくベイズ誤り確率の推定法としても優れている[石井98]。NN法の短所は，パターン数が少ない場合の誤りの振舞いがよくわからないこと，設計パターンの全数記憶や入力パターンの最近傍のパターンの探索に大きなコストがかかることである。

5.2.2 クラスタリング

クラスタリング（clustering）は，学習パターンの空間内での分布状態を見て，クラスタ（cluster）（パターンが密に存在する塊状の部分）に分割する（まとめていく）処理である。ただし，高次元（3次元以上の）パターンでは人が視覚的にクラスタを見つけることは難しいため，クラスタリングを自動的に行う必要がある。そのため多くの方法（クラスタリングアルゴリズム）が工夫されている[石井98，鳥脇93]。以下に一例（K-平均法）のみを示す（図5.3）。

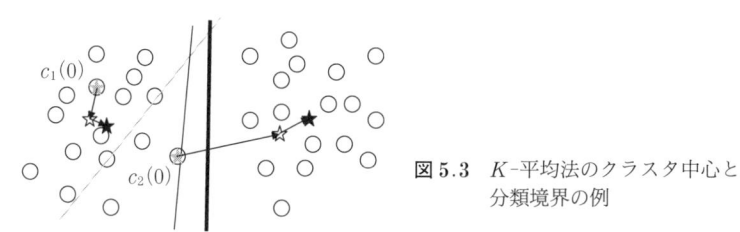

図5.3 K-平均法のクラスタ中心と分類境界の例

[クラスタリングアルゴリズム－K-平均法]

(a) 学習パターンから任意に K 個選び，それらを各クラスタの中心 $c_1(0)$, $\cdots$, $c_K(0)$ とする。$i \leftarrow 0$

(b) 各学習パターンをそれと最も近いクラスタ中心 $c_k(i)$ ($k \in 1, \cdots, K$) に属させる。

(c) 各クラスタごとに (b) で求めたクラスタに属するパターンの平均を求め，それを新しいクラスタ中心 $c_k(i+1)$ ($k=1, \cdots, K$) とする。

(d) (c) の処理でクラスタ中心が全く変化しない場合は終了。それ以外は (b) へ。

この方法は直感的でわかりやすいが，最初に選ぶクラスタ中心によってクラスタリングの結果が変わること，はじめにクラスタの総数 K を与えて以後固定すること，に注意しなければならない。

5.2.3 決　定　木

入力のパターンに対して複数の部分的な分類処理を繰返し適用して最終結果の分類に至る処理を**多段決定**と呼ぶ。その中で部分決定処理の適用順序があらかじめ決まっており，かつ，それらの全体が一種の「木」の形を作っているとき，この全体を**決定木**（decision tree）と呼ぶ（**図5.4**）。この方法は，人が行っている専門知識や経験則に基づく分類をコンピュータ上に実現する場合に直感的に利用しやすい形態である。また，木の構造をどれだけでも複雑にしてよいのなら，任意の決定境

ノート

特徴量の正規化

特徴ベクトルは一般に図形の面積やモーメント，向き，などのように性質の異なる複数の特徴量から構成されるが，それぞれの値は実験試料や観測機器の都合によって決められた単位で測定されている。しかし，分類則によってはどの単位を選ぶかによって分類結果が変わる場合がある。例えば NN 法の場合，面積の単位が mm^2 から cm^2 に変更されると特徴空間は面積の軸方向に $1/100$ 倍され，ときには分類結果が変わってしまう。これは，単位の選択によって特徴量に対する重みが（意識的・無意識的にかかわらず）選択されたためであり，分類則にとっては好ましくない。この問題を回避するためには，各特徴量をその標準偏差で割って正規化する方法がよく用いられる［石井 98］。

一方，特徴量の正規化の操作が不要な（分類結果が単位のとり方に依存しない）分類則もある。例えば，最尤法は単位が異なっていても母集団の確率分布のパラメータが正確に推定されている限りいつも同じ分類結果が得られる。しかし，数値計算の観点からは各特徴量の大きさがそろっていた方が計算精度がよいことが多いので，特徴量の正規化は常に行うことが望ましいといえる。

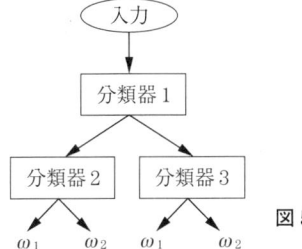

図 5.4 決 定 木 の 例

界を任意の精度で近似可能である。しかし，最適な決定木の自動設計は難しく，汎用性のある方法はあまり多くない。例えば，CART（classification and regression trees），ID 3（interactive dichotomizer），C 4.5 などがある［Duda 00］。

5.2.4 統計的分類法

ここでは，学習パターンから計算される統計量を用いて分類器を設計する方法について紹介する。

〔1〕 フィッシャーの線形判別法（判別分析法）

特徴ベクトル x を次式の線形変換によって 1 次元の軸に射影した値を用いて分類することを考える。

$$y = w^t x \tag{5.2}$$

上式の w は適当な重みベクトルである。

ここで，学習パターンが図 5.5 のように分布しているとすると，射影する軸としては h のように同一クラスのパターンはまとまり，異なるクラスのパターン間は離れることが望ましいと考えられる。これを具体化したものとして，**フィッシャーの線形判別法**（Fisher's linear discriminant）がある。具体的には，射影後のクラス ω_i 内のパターンの分散 $\sigma_{yi}(i=1, 2)$ とクラス間の平均値の差 $(E_1\{y\} - E_2\{y\})$ を用いて定義される次式

$$J(w) = \frac{(E_1\{y\} - E_2\{y\})^2}{\eta_1 \sigma_{y1} + \eta_2 \sigma_{y2}} \tag{5.3}$$

を最大にする重みベクトル w を見つける。ここで，$E_i\{\ \}$ はクラス ω_i に関する

ノート

フィッシャーの線形判別法の補足

フィッシャーの方法では多次元空間を 1 次元に射影するための射影軸のみが求まり，分類のしきい値は別の方法によって決めなければならない。そのため，この方法を特徴空間の変換法（4.5 節参照）の一つと見ることもあるが，実際にはしきい値の決定までも含めた線形分類器として述べられることも少なくないので，この項で説明した。しきい値の決定方法については例えば［Fukunaga 90］などを参照されたい。

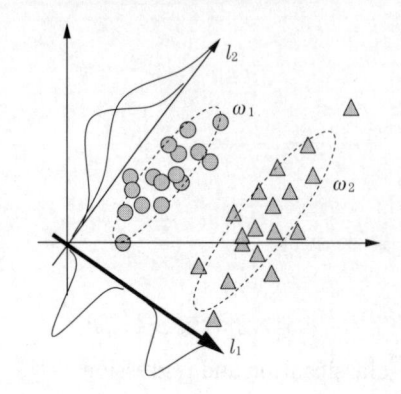

図5.5 判別分析法の説明図

期待値，η_i は（クラス ω_i のパターン数）/（全パターン数）を表す。w の導出の詳細は省くが，最終的には以下のようになる［鳥脇93］。

$$w = (\eta_1 \Sigma_1 + \eta_2 \Sigma_2)^{-1}(E_1\{x\} - E_2\{x\}) \tag{5.4}$$

ここで，Σ_1, Σ_2 はクラス ω_1, ω_2 のパターンの共分散行列である。

上記の方法を多クラスに拡張したものは**重判別分析法**（multiple discriminant analysis）と呼ばれている。これらの詳細は多変量解析の専門書に譲る［奥野81］。

〔2〕**最 尤 法**

次式で定義される決定則は**最尤法**とか**最大尤度法**（maximum likelihood method）と呼ばれる。

$$\left. \begin{array}{l} p(\boldsymbol{x}|\omega_1) \geqq p(\boldsymbol{x}|\omega_2) \Rightarrow パターン \boldsymbol{x} は \omega_1 \\ p(\boldsymbol{x}|\omega_1) < p(\boldsymbol{x}|\omega_2) \Rightarrow パターン \boldsymbol{x} は \omega_2 \end{array} \right\} \tag{5.5}$$

ただし，$p(\boldsymbol{x}|\omega_i)$ はカテゴリー ω_i 内でのパターン $\boldsymbol{x}$ の条件つき確率密度関数（尤度ともいう）である。

直感的には確率的に最もそれらしいクラスに分類する方法と考えられる。この方法は，二つの事前確率 $P(\omega_1)$, $P(\omega_2)$ が等しいと考えた場合には前出のベイズ決定則と一致する。また，事前確率を重視しない（もしくはそれがわからない）場合の統計的分類法としてよく使われる［鳥脇93, Duda 00］。

―― ノート ――

確率密度関数のノンパラメトリック推定法

ベイズ決定則や本節の方法では各クラス内でのパターン（特徴量ベクトル）の確率分布（密度）関数が必要になる。それらは通常，学習パターンから推定するが，正確な推定は容易ではない。特にそれが多峰性で複雑な形をしていると予想される場合には，分布形を正規分布などのように仮定してそのパラメータを推定すること（パラメトリックな推定）は現実にはほとんど不可能である。そのような場合には，パーゼンの窓関数法などのノンパラメトリックな方法（特定の確率分布を仮定しない方法）が用いられる。詳細はパターン認識の専門書［鳥脇93, Fukunaga 90, Duda 00, 石井98］参照。

5.3 ニューラルネット

ここでは，パターン認識に利用されることが多い3層ニューラルネットについて簡単に説明する．その他のニューラルネットも多数提案され，膨大な研究がある．詳細については優れた専門書が多数出ているのでそれらを参照されたい［麻生88，福島89，Bishop 95，Hecht-Nielsen 90］．

3層ニューラルネット（three-layer neural network）は，図5.6のように入力層，中間層（隠れ層とも呼ばれる），出力層と呼ばれる複数の層からなり，各層は複数個の基本素子（以下，単に素子と呼ぶ）の配列からなる．入力層の各素子に入力された信号 $x=(x_1, x_2, \cdots, x_d)$ は結線で次の層の素子へ送られる．このとき，信号には結線の重み係数 w_{ij}（素子 i，j 間の重みであることを表す）が乗じられ，送られた先の素子では各信号の和をシグモイド関数 f などを用いて適当に変換して出力する．これを中間層の各層で繰り返し，最後に出力層から出力される値 g_k（次式）をもとに，あらかじめ決めておいたルールに従ってカテゴリー名を割り当てる．

$$g_k = f\left(\sum_j w_{jk} f\left(\sum_i w_{ij} x_i - \theta_j\right) - \theta_k\right) \tag{5.6}$$

上式の $\sum w_{ij} x_i$ は中間層の第 j 素子に入る入力値，$f(\cdot)$ は各素子において入力値から出力値を計算する関数（シグモイド関数または線形関数がよく用いられる），θ_j は第 j 素子に固有のバイアス値である．

ここで，このネットワークのパラメータ，すなわち，重み係数 w_{ij}，および，素子のもつバイアス値 θ_j のすべてを適当に定める必要がある．

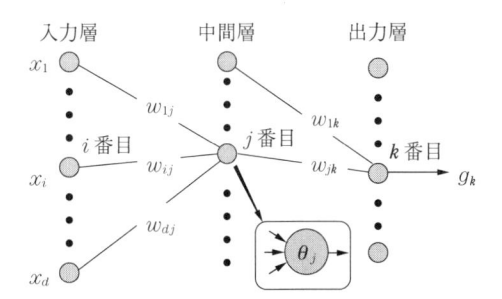

図5.6 3層ニューラルネットの例

ニューラルネットの最大の特色は，このネットワークパラメータ群を学習パターンから組織的かつ自動的に定めていく反復アルゴリズムの存在にある．そのあらましは次のとおりである（**誤差逆伝搬法**（back propagation）と呼ぶ）．

［誤差逆伝搬法の大要］
（a）すべての重み係数 w の初期値を設定．
（b）学習パターンの中から任意のパターンを一つ選択してネットワークに入力し，出力 g_k を計算．
（c）次式に基づいて出力層に接続する重み w_{jk} を修正．

$$w_{jk}' = w_{jk} - \rho \frac{\partial e}{\partial w_{jk}} \tag{5.7}$$

ここで，e は出力層の出力パターンと教師パターン（出力として要求されるパターン）との2乗誤差を表し，ρ は正の定数である。

（d）（c）による重み係数の修正を1層ずつさかのぼりながら入力層につながる重みまで行う。

（e）（b）〜（d）の処理を学習パターンのすべてに対して反復。

（f）全学習パターンに対する誤差 e の和が十分小さくなったら終了，そうでなければ（b）に戻り，再度（b）〜（e）を繰り返す。

図 5.7 は，この方法によって誤差 e が減少することを直感的に説明した図であ

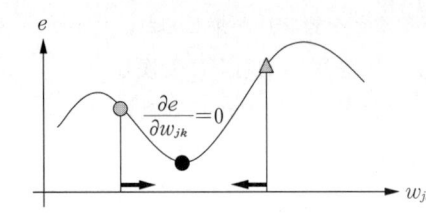

図 5.7　誤差 e の減少の説明図

コーヒーブレイク

パーセプトロン

パーセプトロン（perceptron）は脳の働きと構造のモデル，および，学習能力のあるパターン認識機械のモデルとして，1950年代後半に Rosenblatt らによって提案された [Rosenblatt 61]。未知パターンとそれに対する正解を繰返し入力すると，正解を出力できる機構が獲得できるという「学習機械（learning machine）」の初めての具体化として注目を集め，60 年代には多くの研究が行われた（第一次ニューラルネットブーム）。その後，理論的限界の指摘やコンピュータそのものの能力の不足もあって研究は一時停滞した。1980 年代になると，より複雑な多層構造の機械（図 5.6）と誤差逆伝搬法と呼ばれる学習アルゴリズムが Rumelhart らによって提案され [Rumelhart 86]，再びブームを引き起こした（第二次ニューラルネットブーム）。現在では脳のモデルとしてのみでなく，パターン分類器を自動的に構成していく一手法としても定着している。そして，この時代にはコンピュータの能力も新しい学習アルゴリズムを生かせるだけの能力をもつようになっていた。「学習する機械」という新しい概念の提案，それに対する過大な期待と実験的な壁，パーセプトロンの能力をクールに提示した理論研究，その壁を打破する新しい理論モデルとアルゴリズムの開発，それぞれの時代のコンピュータ技術のレベルとの兼合い，脳科学の進展と多様化する学習機械モデル，など，理論の提起から実用化に至る各ステップと相互作用を見ると，誠におもしろい。詳細は例えば，[Rosenblatt 61, Rumelhart 86, 麻生 88] などの諸文献を参照。

るが，●の位置では $\partial e/\partial w_{jk}$ が負であるので w_{jk} は正の方向へ，逆に△の位置では $\partial e/\partial w_{jk}$ が正で w_{jk} は負の方向に修正され，どちらの場合も e が減少することがわかる．なお，実際に $\partial e/\partial w_{jk}$ および，反復手順のパラメータとして何を用いればよいかは上で示した文献を参照されたい．また，ネットワークの構成も原理的には何層でもよく，素子数も任意に増すことができる．画像の認識への応用においては，大きい画像の一部分（部分画像）の各画素の濃度値をそのまま入力パターンとすることも多い．例えば，CT 画像の CAD への応用例が文献［Suzuki 04］にある．

5.4 パターン分類手順（分類器）の認識率と ROC 曲線

パターン分類の結果の「よさ」（すなわち，分類器の能力でもある）は，様々な確率によって評価される．それらの確率はまたいろいろな言葉で表されている．ここでは医用画像の認識において比較的よく用いられる用語をまとめておく．

説明の簡単のために，有限個の画像を分類する場合を考える．また，分類の特徴量として，ただ 1 種類の特徴的所見が画像上に認められるかどうか（「所見 F あり」と「所見 F なし」）を用いるとする．以下，これを「この所見の有無に基づく検査 T」と書く．また，C は正判定を，e は誤判定を表す．

全症例の内訳が表 5.1 のようであるとする．

表 5.1 説明用の症例数の内訳

	所見 F あり	所見 F なし	計
病気 D あり	a	c	$a+c$
病気 D なし	b	d	$b+d$
計	$a+b$	$c+d$	$a+b+c+d\,(=N)$

（a） 全症例集合の性質

　（1） 病気 D の割合（ときに発生率，事前確率）

$$=\frac{a}{N},\ N=a+b+c+d$$

　（2） 検査 T による診断の平均正診率 Pc（的中率，平均認識率）

$$=\frac{a+d}{N}=Pc=1-Pe$$

　（3） 検査 T による診断の平均誤診率 Pe（平均誤り率）

$$=\frac{b+c}{N}=Pe=1-Pc$$

（b） 病気 D の症例の集合に対して

　（1） 検査 T による診断の能力　$P_T(C\,|\,$病気 D あり$)$

$$P_T(C\,|\,\text{病気 }D\text{ あり})=P\{\text{所見 F あり}=\text{病気 }D\text{ ありと判定}\,|\,\text{病気 }D\text{ あり}\}$$

$$=条件つき認識率=\frac{a}{a+c}$$

$$=有病正診率,感度(sensitivity),(true\ positive\ rate\ (fraction),TP)$$

（2）検査 T による診断の誤り率 $P_T(e\,|\,$病気 D あり$)$

$$P_T(e\,|\,病気\,D\,あり)=P\{所見\,F\,なし=病気\,D\,なしと判定\,|\,病気\,D\,あり\}$$

$$=条件つき誤り率=\frac{c}{a+c}$$

$$=有病誤診率,偽陰性率,見落し確率(false\ negative\ rate\ (fraction),FN))$$

$$=1-P_T(C\,|\,病気\,D\,あり)$$

（c） 病気 D なしの症例の集合に対して

（1） 検査 T による診断の能力 $P_T(C\,|\,$病気 D なし$)$

$$P_T(C\,|\,病気\,D\,なし)=P\{所見\,F\,なし=病気\,D\,なしと判定\,|\,病気\,D\,なし\}$$

$$=条件つき認識率=\frac{d}{b+d}$$

$$=無病正診率,特異度(specificity),(true\ negative\ rate\ (fraction),TN)$$

ノート

ROC

以下の問題を考えてみよう。『いま，A と B の二つのシステムがあり，それぞれの ROC 曲線が図 5.8（p.88）のようであったとする。このとき，いずれのシステムが，より性能が高いといえるか？』

この問題を考えるときに重要な点は，グラフの左上隅の点（$P\{TP\}=1$, $P\{FP\}=0$）は全パターンが完全に分類された状態に対応することである。したがって，この点に近いシステム B の方が性能は高いということになる。しかし，この ROC 曲線が，有限個のテストパターンを用いた分類実験によって描かれたものならば，別のテストパターンを用いると，システム A と同等，あるいはそれ以下になる可能性が考えられるが，その可能性（確率）はどの程度であろうか。この疑問に答えるものが，ROC 曲線の右下の面積 Az を用いた統計的有意差検定 [Metz 86, Hanley 83, 日放技 94] であり，現在も様々な比較実験 [Giger 00, 古屋 03] の中で盛んに用いられている。なお，面積 Az は同じでも異なる二つの ROC 曲線は無数に考えられることからわかるように，面積を用いた評価法では曲線の細部の情報は抜け落ちてしまっている。また，実際にシステムに要求される性能が決まっている場合には（例えば $P\{TP\}>0.9$ などのように），一部の面積のみを用いる評価法も考えられる [Bowyer 00]。また，二つの ROC 曲線が交差する場合も，システムの優劣の単純な比較は難しい。

（2） 検査 T による診断の誤り率 $P_T(e|$病気 D なし$)$

$P_T(e|$病気 D なし$)=P\{$所見 F あり＝病気 D ありと判定｜病気 D なし$\}$

$\qquad =$条件つき誤り率$=\dfrac{b}{b+d}$

$\qquad =$無病誤診率，偽陽性率，拾いすぎ誤りの確率（false positive rate（fraction），FP）

$\qquad =1-P_T(C|$病気 D なし$)$

上記の説明では，『所見 F があれば直ちに病気 D と判定し，F がなければ病気 D なしと診断する』という想定に立っている。実際は，所見 F の検出（認識）は医師であったり，コンピュータであったりし，この検出自体にも，どちらも何らか

☕ コーヒーブレイク ☕

誤り率の評価法

設計途中のパターン分類器の性能を評価するための理想的な方法は，その手順を最終的に適用する予定のパターンの母集団（乳房 X 線像の分類処理なら，例えば日本国内で撮影された，また撮影されるであろう全乳房 X 線像）を用いてテストすることである。しかし，現実にはそのようなことは不可能であり，手持ちの限られた個数の標本のみを用いて分類実験を行うことによって評価することが多い。このとき注意しなければならないことは，学習標本とテスト標本の扱いである。例えば，学習標本をそのままテスト標本として用いた場合（**全標本学習法**とか**再代入法**（resubstitution method，R-法）と呼ばれる），分類の誤り率は母集団に適用した場合の誤り率（これを真の誤り率と呼ぶ，ベイズ誤り率もその一つ）より低くなりすぎることがよく知られている。そこで，その「真の誤り率」を推定するための工夫としていくつかの方法が提案された。一つは**分割学習法**（hold-out method，H-法）である。この方法では，手持ちの標本を半分ずつに分け，片方を学習（設計），他方をテストに用いる。また，学習とテストの標本を入れ替えて再度評価する場合も多い（cross validation，相互較正）。しかし，学習と評価にはそれぞれ半分ずつしか用いることができないので標本の利用効率はあまりよいとはいえない。これに対して一つ抜き法（leave-one-out method，L-法，その他，jackknife 法，round-robin 法と呼ばれることもある）は，手持ちのサンプル数を N 個とすると，$N-1$ 個で学習をして残りの 1 個でテストをする実験をテスト標本を変えて N 回行う。この方法によって求められた誤り率は「真の誤り率」からの偏りが上記の二つに比べて少ないといわれている。しかし，誤り率の計算に時間がかかるという問題を抱えている（単純計算でR-法の場合の N 倍）。正規分布を仮定した最尤法の場合には，L-法による誤り率をR-法の場合と同程度の時間で計算するアルゴリズムが文献［Fukunaga 90］に紹介されているが，一般的な分布に対する高速アルゴリズムは知られていない。

の誤りは避けられない。また，実際の医用画像の認識（CAD）では正常な陰影を誤って異常陰影として抽出する確率は，実験的にも概念的にも定めにくい。そこで，1枚の画像当り誤抽出する偽の異常候補陰影の個数をFPに代わって用いることもある。また，時間経過が関与する現象の場合は確率の値にも時刻や時間間隔が関係してくる。

さらに，統計学的には母集団統計量と標本統計量は厳密に区別されなくてはならない。しかし，医用画像処理の実際においては有限個の症例に基づく実験しかできない。そのため，ここでは有限個の症例に対する上記の説明にとどめておく。

また，認識システムや分類手順の具体化において，可変パラメータを調整すると上記のTP（1に近いほどよい）とFP（0に近いほどよい）はしばしば逆の傾向を示す。そこで，この二つを統合した評価尺度として**ROC**（receiver operating characteristic，受信者動作特性）曲線が用いられる［Doi 99, Yoshida 98］。この曲線は，処理に含まれる可変パラメータ（例えば判定のしきい値）を変化させて$P\{TP\}$と$P\{FP\}$の値の変化をグラフ上に描いたものである（図5.8）。また，この曲線の下の部分の面積（**Az値**と呼ぶ）が両者を統合した尺度として用いられる。

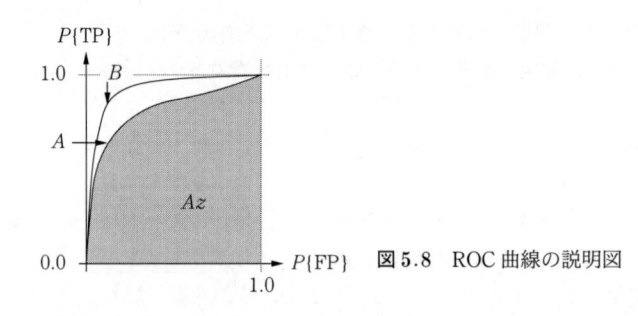

図5.8 ROC曲線の説明図

6 高度処理へ向けて

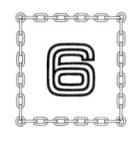

本章では，前章までの基本的な処理と比べるとやや高度の処理のいくつかを簡単に紹介する．そのために，章全体としての系統的説明というよりは，前章までの知識をさらに高いレベルに進める場合に考えられる別々の話題を紹介する形をとる．

まず，3次元ディジタル画像を扱うアルゴリズムについて触れる．これは，近年のヘリカル CT などの普及によって著しく増加してきた 3 次元 CT 像などの，ボクセル型のデータを扱うもので，今後の医用画像処理の中核となると思われる．本節では，2 次元の画像処理とどのように変わってくるかに重点を置いて簡単に説明する．

次に，動画像処理と経時変化画像の処理について説明する．両者は，画像の上から形式的に見れば，ともにフレーム間の変化の抽出であるが，前者はその変化が対象の動きによって生じるのに対して，後者では対象自体の変化によって生じる．前者ではオプティカルフローの考え方を紹介する．後者に関しては，画像間差分（サブトラクション）の求め方，および画像の幾何学的変換について述べる．

最後に，輪郭線抽出などに対して，形状を自動変形し，ある種の評価関数を最適化するという形に定式化される手法（可変形状モデル法）を紹介する．

6.1 3次元画像処理

3次元ディジタル画像（以下 3D 画像と略記）そのものの定義は 1.2 節に述べたとおりである．3D 画像の処理も全体的な流れは 2 次元画像の場合と同様である．すなわち，1 章の内容はほぼすべて 3D 画像にも適用できる．人体が 3 次元空間の存在であるから，今後の医用画像の中心はしだいに 3D 画像に移行しよう．そのための最大の課題が人体内部の情報を取得できるイメージング技術である．

次に重要なことは 3D 画像の可視化手段である．前者はヘリカル CT から 3 次元スキャン装置への展開によって，後者はコンピュータグラフィックスによって有力な突破口ができつつある．

本節では，2～4 章で述べた画像処理の手法が 3D 画像を対象とするとどのようになるかを，ごく簡単に紹介する．

6.1.1 アルゴリズムの基本的考え方

アルゴリズムや手法の個数からいえば，おそらく2D画像処理の手法の大半が3D画像に直接的に，もしくはほとんど自明な方法で拡張できる。このときの拡張手続きの内容（以下では次元依存性と呼ぶこともある）と個々の手法の例を以下にあげる［鳥脇01, 02］。

（a） **次元独立な手法**：ある種のアルゴリズムは個々の画素の濃度値を見れば出力が求められ，次元数には関係しない。例えば，しきい値処理，階調変換，画像間演算（サブトラクションなど）。

（b） **形式的に自明な拡張が可能**：n次元画像に対する一般式が与えられるような形の処理は，特に効率化を考えなければ3D画像用の処理は自明である。フーリエ変換を用いる空間周波数に関する処理，アフィン変換による変形，平滑化や差分などの小さい局所領域を用いる局所的処理などである。ラベリングや面積，体積などの基礎的形状特徴抽出もここに属する。

（c） **拡張は可能であるが複雑化**：概念的には拡張は明らかに可能であるが，アルゴリズムの実現は複雑になる場合も多い。例えば差分型フィルタの一部，線図形の特徴点（交点，分岐点，など）の抽出，追跡型の細線化，など。上記の（b）と次の（d）の中間にある。

（d） **概念的に拡張不可能**：3D画像に固有の概念がいくつかある。例えば，図形の穴と空洞の存在，オイラー数，消去可能性，"結び"とか"絡み"，細線化と薄面化，など。特に図形のトポロジカルな特徴に関するものに多い。

6.1.2 3D図形のディジタル幾何学

画素 $\mathrm{x}=(i, j, k)$ の近傍 $N_k(\mathrm{x})$ として，次の3種を考える（$k=6, 18, 26$）（図6.1）。

$N_6(\mathrm{x})=\{(i+p, j+q, k+r) ; 0<|p|+|q|+|r|\leq 1\}$

$N_{18}(\mathrm{x})=\{(i+p, j+q, k+r) ; 1\leq|p|+|q|+|r|\leq 2\}$

$N_{26}(\mathrm{x})=\{(i+p, j+q, k+r) ; \max\{p, q, r\}=1\}$

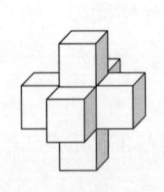

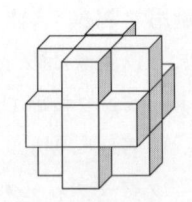

（ただし，p, q, r は0，または，1）

（a） 6近傍 $N_6(\mathrm{x})$　　（b） 18近傍 $N_{18}(\mathrm{x})$　　（c） 26近傍 $N_{26}(\mathrm{x})$

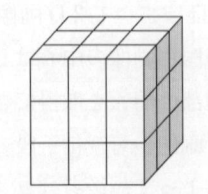

図6.1　3D画像の近傍

これに基づいて，k隣接，k連結，および，連結成分を2次元の場合と同様に定義する。0-画素と1-画素の連結性を同時に扱うときは，次のような組合せのいず

れかのみを許す：(6連結-26連結)，(26連結-6連結)，(18連結-18′連結)，(18′連結-18連結)。ただし，18′連結については［鳥脇02］参照。

距離関数としては，画素 $\mathbf{x}$ の k 近傍を $\mathbf{x}$ から距離1にあるとするものを，それぞれ k 近傍距離（$k=6, 18, 26$）という。ユークリッド距離に加えてこの3種，とりわけ，6近傍距離と26近傍距離がよく用いられるが，ユークリッド距離からのずれは大きい。

3次元図形のトポロジカルな特徴として，やはりオイラー数が用いられる。その定義は

オイラー数＝連結成分の個数－穴の個数＋空洞の個数

で定義される。ただし，1-画素の消去可能性はオイラー数のみからでは判定できない。

3次元図形には，画像の縁とは連結していない0-画素の連結成分が存在しうる。これを**空洞**（cavity）と呼ぶ。また，直感的にドーナツ状図形（穴のある図形という）は，トポロジー的にはそれがない塊状の図形とは異なる。このようなトポロジカルな特徴は2次元図形には存在しない，3次元図形固有の性質である。すなわち，次元依存性が拡張不可能なクラスに属する代表例である。詳細は［鳥脇02，高木04］参照。

6.1.3 細線化と薄面化

この両者については，すでに4.6.3項で述べた。これも拡張不可能な処理の例であるが，詳細はやはり［鳥脇02］に譲る。応用上も図形の中心線を求めるためによく用いられるが，細線化の結果が直感的に見えない点にも注意が必要である（図6.2）。

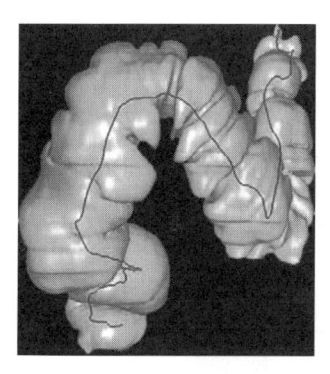

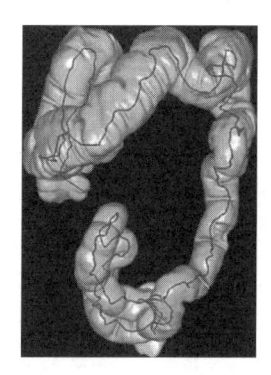

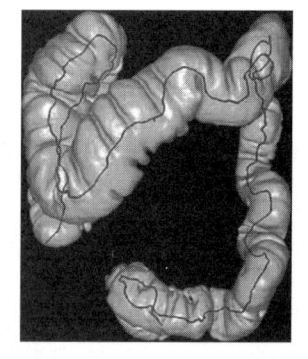

ケース1　　　　　ケース2　　　　　ケース3

仮想化内視鏡において，始点，終点を指定してその間の観察経路を自動生成することがよく行われる。図は大腸CT像への適用例。

図6.2　3次元細線化の例

6.1.4 領 域 拡 張

領域拡張（領域成長，領域生成，region growing）は，アルゴリズム自体は2次元の場合（3.3節参照）とほとんど変わらない。しかし，意義は主に次の理由によって3D画像の場合の方がかなり高い。

（a）　3D画像においては画素値そのものが人体組織の特性値の物理的計測の結果として意味をもつ場合が多い。CT像もMRIも超音波画像もそうである。したがって，画素値が近いもので空間的位置も近いものをまとめれば，一つの器官などの意味のある物体に対応づけられる可能性がより高い。

（b）　3D画像全体を直接に目で見られないため，画素値の近いものをまとめて自動セグメンテーションを行うことは予備的な処理ステップ，あるいは，後続の高度な解析の出発点として意義が大きい。

6.1.5 可　視　化

（a）　**サーフェスレンダリング**　3D濃淡画像を直接に内部まで観察できるよい方法がない。そこで，様々のコンピュータグラフィックスの手法の利用が開発されている。まず，何らかのセグメンテーションがなされている（**構造化**されているという）場合には，境界面（境界画素の集合）を適当な視点から陰影をつけて（**シェーディング**，shading と呼ぶ）表示する。これを**サーフェスレンダリング**（surface rendering）と呼ぶ（**図 6.3**（a））[Whitted 80]。

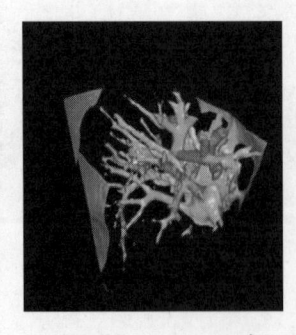

（b）　**ボリュームレンダリング**　特に構造化がなされていない場合には，濃淡値を含めて2次元平面に投影する方法が用いられる。**ボリュームレンダリング**（volume rendering）と呼ばれる（同図（b））。**最大値投影法**（maximum intensity projection，MIP）（同図（c））も広い意味ではこの一種である [Levoy 88]。

（c）　**断面表示**　適当な断面（平面，曲面を含む）を設定してその断面上の濃淡の分布を表示する。CT像の各スライスの表示，管状臓器の中心軸を含む曲

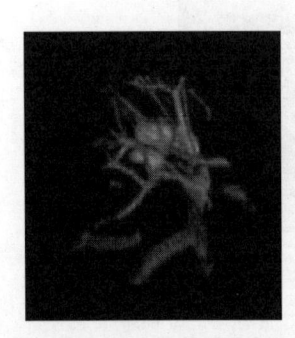

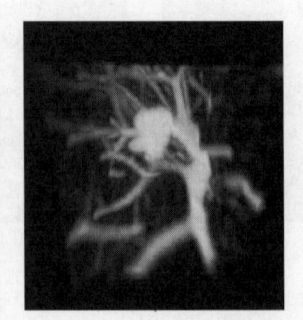

（a）　サーフェスレンダリング　　（b）　ボリュームレンダリング　　（c）　最大値投影法

図 6.3　3次元ディジタル画像の表示の例（胸部3次元CT像の一部を表示）

面の表示などがある．ある方向に沿って，断面を続けて表示することによって，人の目は対象の3次元形状をある程度理解できる．CT画像のスライスの表示においては手軽な手法としてよく用いられる．

（d） **視点移動** 表示プログラムを，仮想視点を連続的に移動させて作動させることによって，人体内部を自由に移動しつつ観察することを感じさせる表示が得られる．これは最初内視鏡シミュレーション（**仮想化内視鏡，バーチャルエンドスコピー**（virtual endoscopy））として開発されたが，画像処理技術上はレンダリング（可視化）の一例である．

以上，可視化の手法の詳細は［鳥脇02，CGARTS 99，Bankman 00，板井96］，画像情報処理（II）―表示・グラフィックス編―などを参照．

6.2 動画像処理

動画像処理の目的は，画像中で時間的に変化している部分を検出し，それに基づいて対象（物体）の動きや変形を計測することにある．診断上重要な動きや変形には，例えば，拍動する心臓の動き，血管内の血流や造影剤の流れ，病変部の経時的な形状変化などがあり，動画像処理はそれらを定量化するための基本的な道具となる．

1.2節で述べたように，動画像は適当な時間間隔で撮られた2次元画像（フレーム，frame）の時系列である．したがって，動画像処理は，各フレーム内の処理（空間的処理）とフレーム間の処理（時間的処理）を組み合わせて行うのが普通である．なお，動画像を形式的に3D画像とみなし，6.1節で述べた3D画像処理を適用することも考えられるが（時空間処理），あまり一般的ではない．以下では，動きの検出処理の考え方を簡単に紹介する．

動画像から対象の動きを検出するための基本的な処理としては，フレーム間差分による方法，相関マッチングによる対応づけ，特徴マッチングによる対応づけ，オプティカルフロー検出などがある．それぞれを以下に簡単に説明する．

6.2.1 フレーム間差分による動き検出

動画像では，対象の動きに伴って各点の濃度値が時々刻々変化する．この濃度変化は，基本的に隣り合う2枚のフレームの差をとることによって検出できる．これをフレーム間差分，あるいは時間差分と呼ぶ．具体的な処理は次のようになる．

まず，第k番目のフレームを$\mathbf{F}^{(k)}=\{f_{ij}^{(k)}\}$とすると，フレーム間差分$\mathbf{G}^{(k)}=\{g_{ij}^{(k)}\}$は次の式で与えられる．

$$\mathbf{G}^{(k)}=\mathbf{F}^{(k)}-\mathbf{F}^{(k-1)}$$

$$g_{ij}^{(k)}=f_{ij}^{(k)}-f_{ij}^{(k-1)}, \quad k=1, 2, \cdots$$

次に，各点を$g_{ij}^{(k)}$の値と適当な定数ε（≥ 0）を用いて次の三つの状態に分類す

る。
- （a） $|g_{ij}^{(k)}|>\varepsilon$，かつ，$g_{ij}^{(k)}>0$ のとき，濃度値は増加
- （b） $|g_{ij}^{(k)}|>\varepsilon$，かつ，$g_{ij}^{(k)}<0$ のとき，濃度値は減少
- （c） $|g_{ij}^{(k)}|\leqq\varepsilon$ のとき，濃度値は変化なし

ここで，ε は雑音に対する許容誤差である。この結果，画像は濃度変化の異なる3種類の領域に分割される。

簡単な例を示そう。ある画像中を大きさが一定で比較的高い濃度値の物体が移動している場合を考える。このとき，ある点の濃度変化が上記（a）であれば，物体がその時刻にその点を通過し始めたことを，（b）であれば，逆に物体が通過し終わったことを意味する。また，（c）の場合は，その点がずっと物体外にあったか，物体内にあったかのどちらかになる。この結果，物体の移動によって変化した部位が領域として得られる（**図6.4**）。

上の例でもわかるように，フレーム間差分の結果が与えるものは，動きによって生じたと思われる濃度変化の場所であり，動きそのものの情報（どの物体がどのように移動したか，あるいは，その方向や速さなど）ではない。動きを検出するためには，フレーム間差分の結果を空間的な関係に基づいて統合し，それを物体の動きとして解釈する必要がある。例えば，上の例で濃度値が上昇した点に着目すると，もし，その点に対応する原画像の近傍に異なる濃度値が存在するならば，物体はその濃度値の高い点から低い点へ向かう方向に移動したと考えられる。同様に，濃度下降点では，原画像の濃度値の低い点から高い点に向かう方向に物体が移動したと推測できる。このようにして得られた局所的な移動ベクトル（単位時間で考えれば速度ベクトル）を物体の大きさや形状に関する事前知識を利用して空間的に統合することにより，物体全体の移動方向と移動速度をある程度推定することができる。ただし，個々の物体の大きさや濃度値が事前にわからない場合は，上記の空間的な統合にあいまいさが生じ，動きの推定精度は下がる。

以上は，対象の動きを検出する場合の例であるが，形状が時間的に変化するような対象に対しても同様の考え方が適用できる。ただ，いずれの場合でも，フレーム間差分で検出できるのは，物体の全体ではなく一部分（主に物体の輪郭部分）の動きや変化であることに注意しよう。また，対象物体が様々な濃度値をもち，背景の濃度も一様でない一般的な場合には，フレーム間差分の結果から物体の動きを正確に推定することはかなり難しい問題になる。

背景そのものの濃度値は一様でなくてもそれ自体が時間的に変化しないことがわかっていれば，背景の画像をつくってあらかじめ各フレームから差し引いておけばよい。これは，しばしば**背景差分**と呼ばれ，情景中の人物の動きの検出などによく用いられる。

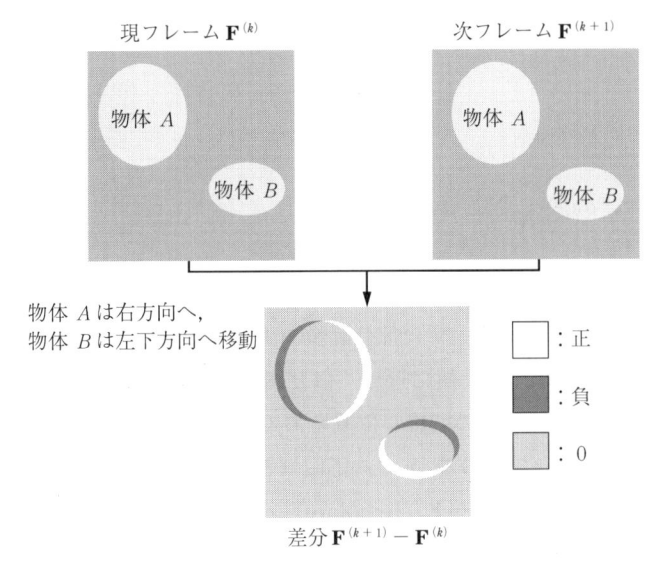

(a) 物体全体が移動する場合

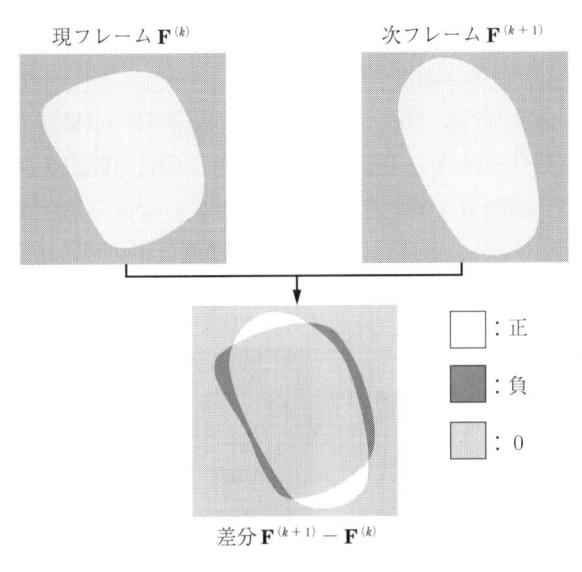

(b) 物体が形状変化する場合

図 6.4 フレーム間差分による濃度変化部位の検出

6.2.2 相関マッチングによる動き検出

ある画像の一部分が,別の画像のどの部分に最もよく似ているかを,濃度値の相関に基づいて探索する方法を**相関マッチング**という。これを用いて,フレーム間での対応領域を探索することによって,物体の動きを検出することができる。

現フレームから切り出したある部分画像を $\mathbf{A}=\{a_{ij}\}$,次フレームの適当な場所から切り出した同じ大きさの部分画像を $\mathbf{B}=\{b_{ij}\}$ とする。それぞれの濃度値の平均を μ_A, μ_B,分散を σ_A^2, σ_B^2,共分散を σ_{AB} とすれば,$\mathbf{A}$ と $\mathbf{B}$ の相関係数 C は

次で与えられる（4.4.3項も参照）．

$$C(\mathbf{A},\ \mathbf{B})=\frac{\sigma_{AB}}{\sigma_A \cdot \sigma_B} \tag{6.1}$$

ここで

$$\sigma_A{}^2=\frac{1}{N}\Sigma\Sigma(a_{ij}-\mu_A)^2,\quad \sigma_B{}^2=\frac{1}{N}\Sigma\Sigma(b_{ij}-\mu_B)^2$$

$$\sigma_{AB}=\frac{1}{N}\Sigma\Sigma(a_{ij}-\mu_A)(b_{ij}-\mu_B)$$

である．ただし，$\Sigma\Sigma$ は部分画像内の総和，N は部分画像の画素数である．相関係数 C は最大値1，最小値-1をとり，最大値に近づくほど類似しているとみなす．探索では，この相関係数を部分画像 **B** の切出し位置をある範囲で変えながら計算し，結果が最大（または極大）となる **B** を **A** の対応領域と決定する．この過程は，部分画像 **A** を基準（**型板，テンプレート**，template）とし，もう一方の画像からそれとよく似た部分画像 **B** を検出する過程と考えられるので，**テンプレートマッチング**（template matching）とも呼ばれる．マッチングの評価尺度にはこのほかにもいろいろのものがある（4.4.3項も参照）．なお，得られた **A** と **B** の位置のずれがフレーム間における物体の移動量になる．

さらに，この対応づけ処理を連続するフレームに順次行えば，物体の追跡ができる．このとき，最初に決めた部分画像 **A** を変えずに追跡を行う場合（固定テンプレート型）と，対応づけた部分画像 **B** を新たなテンプレートにしながら追跡を行う場合（可変テンプレート型）がある．後者は，追跡対象の濃度分布が時間とともに変化する場合には有効な方法であるが，追跡の途中で対応づけが一度失敗する

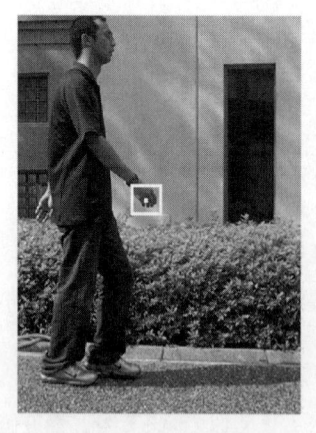

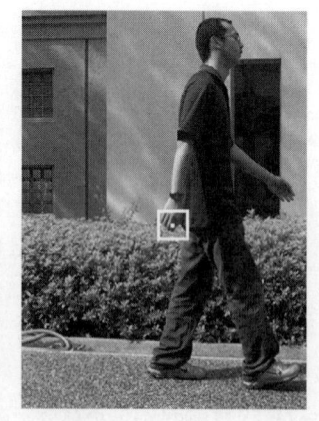

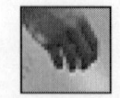

固定テンプレート　　（a）第1フレーム　　　　　　（b）第4フレーム
（マッチングの尺
度：相関係数）

テンプレートは第1フレームの白枠内（右手）の部分画像を用いた．
マッチング尺度は相関係数．第4フレームでも右手部分をうまくとらえていることがわかる．

図6.5 テンプレートマッチングによる対応づけ（人の手の追跡例）

と，それ以後は間違った部分を追跡し続けるという欠点がある．固定テンプレートを用いた追跡例を図 6.5 に示す．この例のように，追跡対象の濃度分布が多少変化しても固定テンプレートで追跡できる場合がある．

6.2.3 特徴マッチングによる対応づけ

物体や背景の濃度構造が複雑になると，上記の相関マッチングのような部分画像の濃度分布のみに基づく対応づけはうまく働かなくなる．そのような場合は，画像の特徴点や構造線のマッチングに基づいて対応づけを行うことが考えられる．対応づけに用いられる特徴点や構造線は，画像から安定して自動抽出できるものが望ましい．そのような特徴点として，例えば，物体内の孤立点やコーナーポイントなどがよく使われる．

6.2.4 オプティカルフロー検出

上記の相関マッチングや特徴マッチングによる方法は，速度ベクトルが比較的大きい場合（画面上で物体の移動量が大きい場合）に有効である．逆に，速度ベクトルが比較的小さい場合（画面上で物体の移動が微小である場合）には，画像上の濃度分布の変化から動きを検出する方法が用いられる．この濃度分布の変化によってつくられる速度ベクトル分布を，**見かけの速度ベクトル場**，あるいは，**オプティカルフロー**（optical flow）と呼ぶ．

簡単のため，連続画像で説明しよう．いま，画像の各点 (x, y) の時刻 t における濃度値を $f(x, y, t)$ とし，微小時間 Δt の間に物体が $(\Delta x, \Delta y)$ だけ移動したとする．物体上の点の濃度値は Δt の間は不変であると仮定すると次式が成り立つ．

$$f(x, y, t) = f(x+\Delta x, y+\Delta y, t+\Delta t) \tag{6.2}$$

この式の右辺をテイラー展開し，$\Delta x, \Delta y, \Delta t$ の 2 次以上の項を無視すれば

$$f(x, y, t) \fallingdotseq f(x, y, t) + \frac{\partial f}{\partial x}\Delta x + \frac{\partial f}{\partial y}\Delta y + \frac{\partial f}{\partial t}\Delta t$$

この式の両辺を Δt で割り，$\Delta t \to 0$ として整理すると

$$\frac{\partial f}{\partial x} \cdot \frac{\partial x}{\partial t} + \frac{\partial f}{\partial y} \cdot \frac{\partial y}{\partial t} + \frac{\partial f}{\partial t} = 0 \tag{6.3}$$

この式は，見かけの速度ベクトル成分 $\partial x/\partial t$, $\partial y/\partial t$ を u, v, 空間的な濃度勾配 $\partial f/\partial x$, $\partial f/\partial y$ を f_x, f_y, 時間的な濃度勾配 $\partial f/\partial t$ を f_t で表せば，次のように書き直せる．

$$f_x \cdot u + f_y \cdot v + f_t = 0 \tag{6.4}$$

f_x, f_y, f_t はそれぞれ画像から推定できるが，この式だけでは速度ベクトル (u, v) は一意に決まらない．言い換えれば，式 (6.4) は，(u, v) が一つの直線上に拘束されることだけを示すもので，**オプティカルフローの拘束式**と呼ばれ

る．これを直感的に理解するために，式 (6.4) を次のように変形する．

$$(f_x, f_y) \cdot (u, v) = -f_t \tag{6.5}$$

これは，濃度勾配ベクトル (f_x, f_y) と速度ベクトル (u, v) の内積が $-f_t$ であることを示しており，したがって，速度ベクトルの濃度勾配ベクトル方向の成分 V_n は

$$V_n = \frac{f_t}{(f_x^2 + f_y^2)^{1/2}} \tag{6.6}$$

で与えられる．しかし，それと直交する方向の成分は決まらないから，結局，速度ベクトルを正確に知ることができない．図 6.6 はその様子を示したものである．この図からも，ある物体が移動するのを局所的に観測しているだけでは，その境界のどの点がどの点に移動したかを一意に決定できないことがわかる．これは開口問題（アパーチャ問題）としてよく知られており，我々人間もよく経験することである．

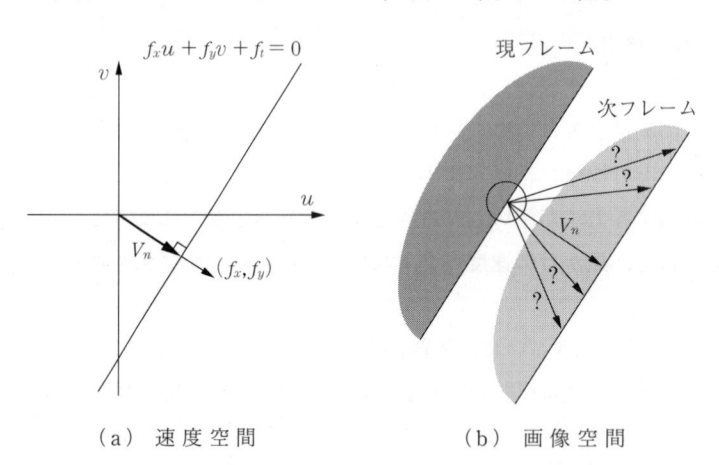

(a) 速度空間　　(b) 画像空間

図 6.6　速度ベクトル (u, v) の拘束直線 [浅田 94]

ここから，さらに詳しく動きベクトルを定めるために，様々な手法が工夫されている．それは，いろいろの観点から速度ベクトルとして望ましい条件を付加することであり，言い換えれば，物体とその運動，および，背景に関して既知の性質を入れていくことでもある．例えば，次のようなものは比較的簡単な例である．

（a）速度ベクトルが画面全体で一定，もしくは滑らかに変化する．
（b）運動の種類が既知である（3次元的回転，3次元曲線に沿っての移動，など）．
（c）物体が形のわかった剛体である．

しかし，生体の運動は，例えば，心臓の拍動や呼吸に伴う動きのように，このような簡単な手法では扱えないものが多く，それらに対してはよい解決法はない．一方，手足の運動のように，適当なマーカをつけるなどの工夫で対応できるものもある．

なお，コンピュータビジョンの分野では，上記のような2次元的な動きの検出結

6.3 経時変化画像の処理

経時変化画像とは，対象物の状態の時間的変化に関する情報を得ることを目的として記録した画像の組である．画像の性格としては，動画像とほとんど同じであるが，対象物そのものの変化に注目する点に特徴がある．

6.3.1 画像間減算

経時変化情報の抽出の基本は画像間の差をとる，すなわち，**画像間減算（サブトラクション**, subtraction）を適用することである．すなわち，2個の入力画像 $\mathbf{F}^{(1)}=\{f_{ij}^{(1)}\}$，および，$\mathbf{F}^{(2)}=\{f_{ij}^{(2)}\}$ に対して，出力画像 $\mathbf{H}=\{h_{ij}\}$ を

$$\mathbf{H}=\{h_{ij}\}=\mathbf{F}^{(2)}-\mathbf{F}^{(1)}, \quad h_{ij}=f_{ij}^{(2)}-f_{ij}^{(1)} \tag{6.7}$$

のように求める．この画像 $\mathbf{H}$（画像間差分画像）を医師に提示すれば，ある種の診断支援に役立つ場合もある．X線像の診断支援（CAD）としては最も早く（1960年代初頭）から試みられた方法であるが，最近商用装置にも組み込まれ始めた．また，最近の他の例として，多時相肝CT像からの肝臓がん検出において前処

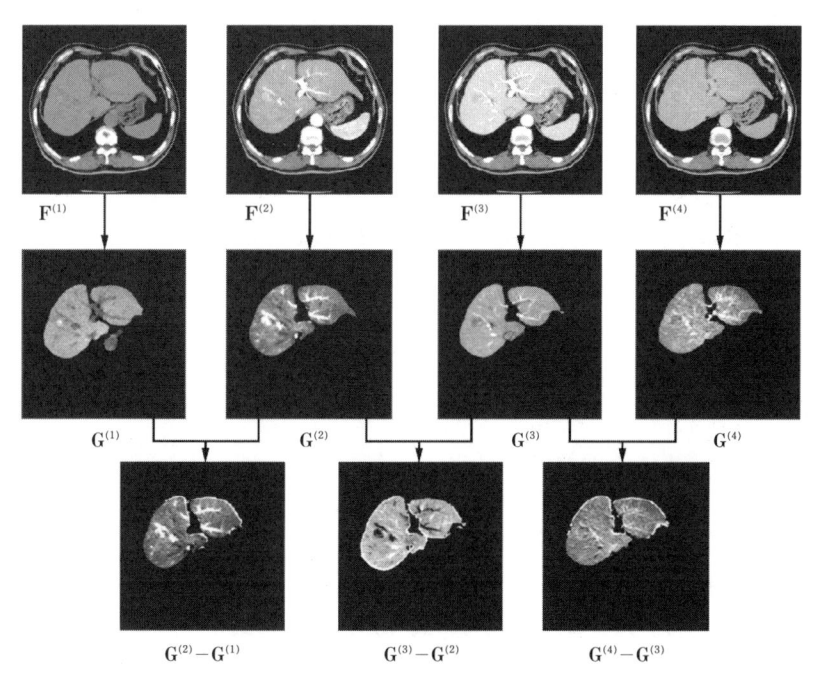

（上段）　入力画像（4時相の腹部CT像）
（中段）　肝臓領域を抽出し，濃度値の正規化を行った結果
（下段）　正規化画像に対する時相間差分の結果

図 6.7　多時相CT像を用いた肝臓領域の経時変化検出例 ［渡辺04］

理として用いられたものがある［渡辺 04］（図 6.7）。

6.3.2 変化の計測

次の段階として変化の検出と定量化が考えられる［Radke 05］。これは，画像間差分画像 H に対して4章の特徴抽出の諸方法を適用すればよい。この場合，重要な問題は，医学的に意味のある変化と見かけの変化を区別することである。例えば，撮影条件，撮影時の姿勢，呼吸や心拍などのわずかの違いが意外に大きい差分値として現れることもある。それらは位置的な差にも濃度値の差にもなりうる。画像間差分画像を医師が処理する場合もやはり注意が必要である。

6.3.3 補　　　正

画像間減算を行う前に，これらの見かけの差が生じないように，一方の画像に補正を加えることもよく行われる。補正の対象が位置ずれであれば，いわゆる位置合せ（registration）と呼ばれる医用画像処理に共通する操作の一つになる。式(6.7) の記法でいえば，$F^{(2)}$ を補正して $F^{(2)'}$ をつくり，$H'=F^{(2)'}-F^{(1)}$ とする。具体的に変形した画像 $F^{(2)'}$ をつくる処理は画像の幾何学的変換（geometrical transformation）と呼ばれる。ここでの用途においては，画像全体の平行移動および傾きの補正の意味での回転がまず基本であり，画像間差分を求める前処理としては不可欠であろう。さらに複雑な補正処理の必要性と効果は変形の状態にも依存し，一概にはいえない。

6.3.4 幾何学的変換の実行

ディジタル画像の幾何学的変換は，基本的に画素の移動（もしくは写像）である。この点に着目して，画像の幾何学的変換一般を**ワーピング**（warping）と呼ぶこともある。数式的に表せば大要は以下のようになる［Watt 98，鳥脇 88］。

入力画像（変換前の画像）を $F=\{f_{ij}\}$，出力画像（変換後の画像）を $G=\{g_{ij}\}$ としよう。変換の定義は画素 (i, j) の移動先 (i', j') を定める変換関数の組 $\phi_1(x, y)$，$\phi_2(x, y)$ で与えられる。すなわち

$$\left.\begin{array}{l} i'=\phi_1(i, j) \\ j'=\phi_2(i, j) \end{array}\right\} \quad (6.8)$$

しかし，出力画像 G を定めるためには，G 上のすべての画素 (i', j') の濃度値を入力画像 F のどれかの画素からもってこなくてはならない（あるいは F の濃度値を用いて計算しなくてはならない）。そのためには，式 (6.8) を次の式

$$\left.\begin{array}{l} i=\phi_1^{-1}(i', j') \\ j=\phi_2^{-1}(i', j') \end{array}\right\} \quad (6.9)$$

の形にして考える必要がある。ここで，ϕ_1^{-1}，ϕ_2^{-1} は ϕ_1，ϕ_2 の逆関数である。さらに，式 (6.9) の i，j が必ずしも整数値（＝画素の行，列番号）にならない場合

には，(i, j) に最も近い 4 点を選んでそれらの濃度値の加重平均を用いる，などの工夫がなされる。上の変換関数を画素単位で詳細に定めることによって，数式による陽な形の表現が困難な複雑な変形も実現できる可能性がある。ディジタル画像の幾何学的変換に関する詳細は［Watt 98, 鳥脇 88］も参照。

一般に画像間差分画像を求める操作はきわめて簡単であり，上記のような変形の影響に配慮すれば，有効に利用できるし，実際，応用例も多い。例えば，**図 6.8** は肝 CT 像の画像間差分の一例である。図左上は非造影，左下は造影剤注入後数十秒後の早期相といわれる時点での CT 像である。これを視察によっておよその位置合せを行い，画像間減算を行った結果を右に示す。中央の円形は大動脈で造影剤が届いているため濃度値の差分値が大きい。その下の脊椎や人体周辺の肋骨には変化はなく，本来差分値はゼロに近くなるはずであるが，呼吸や体のわずかの動きによる位置ずれが生じてそれらの縁の部分では差分値が正，負両側に大きくなる（図では黒くまたは白く見える）。非造影の CT 像と比べることで造影剤の移動によって血管の種々の情報が読み取れる。また，画像間差分によって変化の存在を際立たせることができる。しかし，造影剤の移動を考えて撮影のタイミングを定めることや，

ノート

画像間差分の応用

画像間差分における雑音（見かけの変化）の発生は，撮影時の被写体の静止（固定）の状態と撮影時間の関係で決まる。極端な場合，一度の撮影で異なる性質の像（例えば，主要なエネルギー成分が異なる範囲にある X 線による X 線像）を記録できれば，上記のずれは問題なくなる。**エネルギーサブトラクション**（energy subtraction）と呼ばれる手法は，このような 2 種の X 線像をディジタル方式で記録し，直ちに差分画像を作る（図 2.3 参照）。造影剤の動きに追従して撮影する画像の差分をとる**ディジタルサブトラクションアンギオグラフィ**は非常に短い時間間隔で撮った同一人体の X 線像の隣接画像間，あるいは，あらかじめ用意した背景画像との間の差分画像を作る。これらにおいては被写体の動きの影響が少なく，差分処理が効果を発揮する。

一方，肺がんを疑われる被検者の経過観察のような場合には，半年以上も間を空けた 2 枚の画像の比較であるから，様々なずれの影響を完全になくすことは不可能に近い。CT 画像の断面（スライス）の比較の場合には人体の同一位置で断面をつくること自体が問題になる。さらに，近年は医用画像に限らず，産業における製品の欠陥検査などへの X 線像の応用も増えてきている。このような場合は，あらかじめ基準となる画像を用意してそれとの比較を効率よく行うためにも画像間差分が活用される。ここでは，画像間差分は，『変化』の検出というよりは，『邪魔になる背景』を消すという役割を果たす。あるいは，画像間差分は，経時変化の解析のみでなく，画像間の『相違』の検出，強調の手段としても有効ということでもある［Radke 05］。

非造影

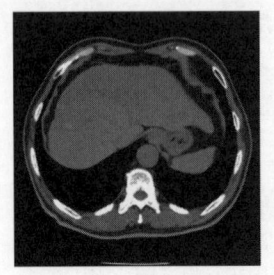

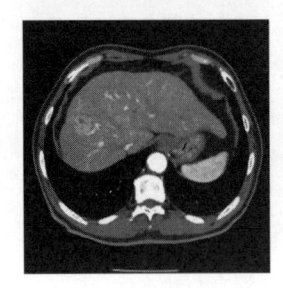

早期相

早期相—非造影

図 6.8　肝像の造影 CT 像に対する画像間差分の例

差分を求める際の画像間の位置合せなど，考えるべき要因も少なくない。

6.4　可変形状モデルによる輪郭抽出

　この手法は，基本的にはある評価関数の最適化を行いながら輪郭モデルを変形させ，目的とする図形の輪郭を抽出する方法である。Kass らの Snakes［Kass 88］以来よく使われるようになったが，古くは 1970 年代前半の Fischler らや Widrow らの報告［Fischler 73, Widrow 73］にさかのぼることができる。その後, active contour model, deformable model, balloon, level set method などいろいろの名称で呼ばれ，コンピュータビジョンの分野でもよく研究されてきた［Xu 00, Mclnerney 96］。これらの方法に共通する基本は，いったん抽出した，あるいは，初期輪郭として与えた輪郭線（輪郭面）を自動的に変形していく機能，および，変形された結果の輪郭線などのよさを自動評価する機能を実現することにある。この手法の特徴は，ノイズや輪郭の途切れに強いことであり，最近では対象図形に関する様々な知識の利用や，変形途中にモデルのトポロジーが柔軟に変更可能な方法についても検討されている［清水 02, 北坂 00］。

　以下では，基本的事項として，輪郭の表現方法と変形方法のそれぞれについて簡単に説明する。

6.4.1　輪郭の表現方法

　図形形状の変形を自動化するには，図形自身のよい表現法が必要である。その代

表的なものにパラメトリック表現（2次元では線分やスプライン曲線，3次元では多面体やスプライン曲面など）や陰関数表現（radial basis function や level set function など）がある（**図 6.9**）。その他，多数の要素図形（球など）の集合で物体の輪郭を表現する場合やフーリエ記述子を用いる方法，質点・ばねモデル，などもある［鳥谷91，CGARTS 99，Watt 98］。

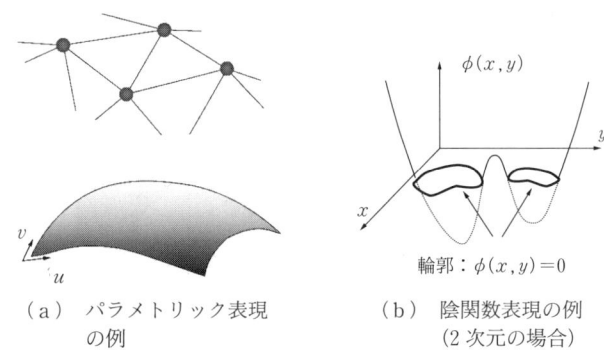

（a）パラメトリック表現の例　　（b）陰関数表現の例（2次元の場合）

図 6.9 輪郭線（面）の表現方法の例

6.4.2 変 形 方 法

一般的には，ある評価関数の最小化（あるいは最大化）を行いながら輪郭を変形させるが，評価関数（エネルギー関数とも呼ばれる）の典型例としては以下のものがある。

$$E=\int_{u,v}\{E_{\text{ext}}(S(u,\ v))+wE_{\text{int}}(S(u,\ v))\}dudv \tag{6.10}$$

ここで，$S(u,\ v)=(x(u,\ v),\ y(u,\ v),\ z(u,\ v))(u,\ v\in[0,\ 1])$ は輪郭面を表す。E_{ext} は外部エネルギー，E_{int} は内部エネルギーと呼ばれ，w は両者の効果の比率を定める重み係数である。それぞれの例としては，外部エネルギーは輪郭面上の濃度勾配の大きさ，内部エネルギーは輪郭面の平均曲率などがあり，直感的には，E_{ext} はモデルの輪郭を画像中のエッジに引きつけ，E_{int} は輪郭面の形状を滑らかにする働きがある。最近では，後者の E_{int} に対象物の形状に関する知識を導入することが盛んに試みられている。例えば，形状の平均やばらつきを考慮して変形を制御する方法がその例である［Cootes 94，北坂 00，ツァガーン 01］（**図 6.10**）。

なお，関数の最適化には，最小化の必要条件であるオイラー方程式を解く方法，動的計画法，または発見的欲張り法（greedy algorithm，グリーディ法）などがよく知られている。いずれも適当な初期値（初期輪郭）からスタートし，反復計算によってモデルを逐次的に変形させながら最適化を行うため，極値しか得られない可能性があることに注意しなければならない。

次の代表的な輪郭の変形方法は，輪郭面の数式表現において制御点にかかる力の釣合い状態を求めるように変形する方法である。この方法では，まず，輪郭面の表

(a) 形状知識の導入前

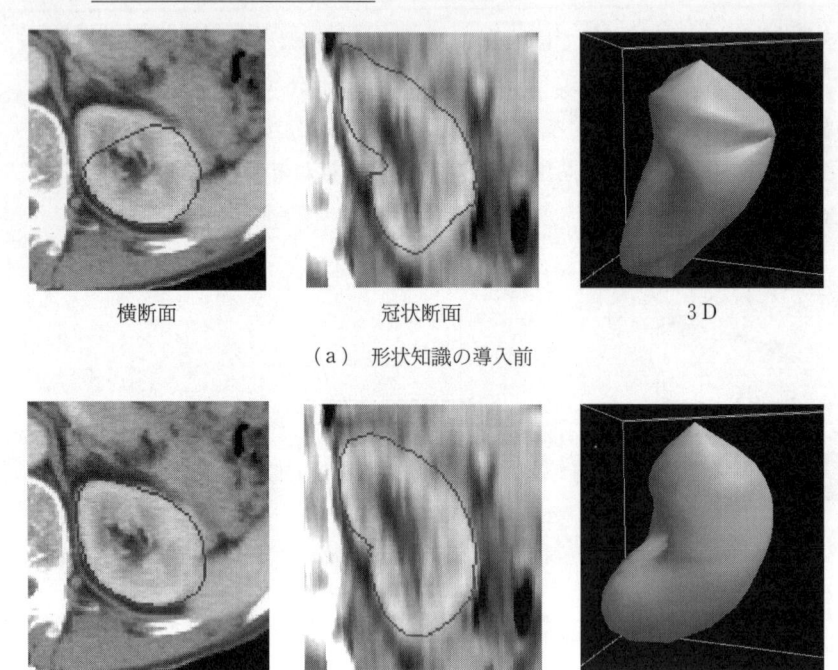

横断面　　　冠状断面　　　3D

(b) 形状知識の導入後

横断面　　　冠状断面　　　3D

図 6.10　形状知識の導入の効果 ［ツァガーン 01］

現に時間 t を新たに導入して

$$S(u, v, t) = (x(u, v, t), y(u, v, t)) (u, v \in [0, 1], t \in [0, \infty])$$

とする．そして，その輪郭上の点 $S(u, v, t)$ に外部力 F_{ext} と内部力 F_{int} を加え，以下の方程式に基づいて逐次的に変形を行って目的の輪郭を抽出する．

$$\mu(u, v)\frac{\partial^2 S}{\partial t^2} + \gamma(u, v)\frac{\partial S}{\partial t} = F_{\text{ext}}(S(u, v, t)) + F_{\text{int}}(S(u, v, t))$$

(6.11)

ここで，$\mu(u, v)$ と $\gamma(u, v)$ は重み係数であり，物理的には質量と減衰定数に対応する（実際には $\mu(u, v)$ は 0 に設定される場合が多い）．なお，外部力や内部力としては，前出のエネルギー最小化の必要条件であるオイラー方程式の項を用いる例が一般的である．

最近よく用いられる可変形状モデルの一つに level set 法 ［Caselles 93, Malladi 95］がある．この方法は，輪郭のトポロジーの変化や特異点の発生などに自然に対応できるほか，高次元への拡張が容易であることや，2 値化や領域拡張法などの他の手法によって抽出された領域をそのまま初期輪郭として利用可能なこと，などの長所がある．実際の処理では，図 6.9（b）の関数 ϕ をある速度関数を用いて変形させ，終了条件を満たしたときのゼロ交差面を抽出輪郭面とする方法である．速度関数としては例えば以下の式が提案されている．

$$\frac{\partial \phi}{\partial t} = g(I)(V_0 + \kappa)|\nabla \phi| \tag{6.12}$$

ここで，κ はモデル輪郭の曲率，V_0 は定数である．また，$g(I)$ は次式で与えられる．

$$g(I) = \frac{1}{1 + |\nabla G_\sigma * I|} \tag{6.13}$$

ここで，$*$ は畳込みを表す．

　大まかには，関数 ϕ が $V_0 + \kappa$ の符号によって決まる方向（正なら上，負なら下）に移動しながら，$g(I)$ の働きによってエッジなどの濃度勾配の高い位置で停止して輪郭面を抽出する．最近では，抽出対象の性質に応じて速度関数を様々に工夫した例が報告されている［一杉 03］．図 **6.11** に示す例は，3 次元 CT 像からの肝臓領域の抽出処理において，肝臓の輪郭面の部位ごとの形状特徴を速度関数に反映させた結果を示しているが，肝右葉の輪郭の筋肉へのはみ出し，また，肝左葉外側の領域の見落しがそれぞれ少なくなっていることがわかる．

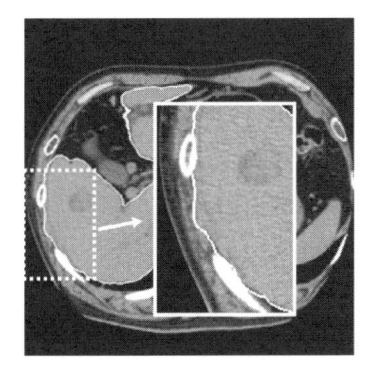

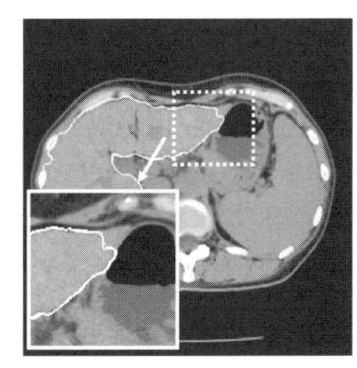

（a）改良前

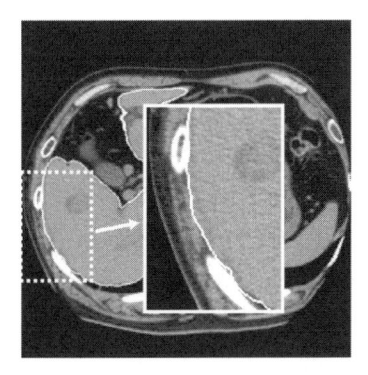

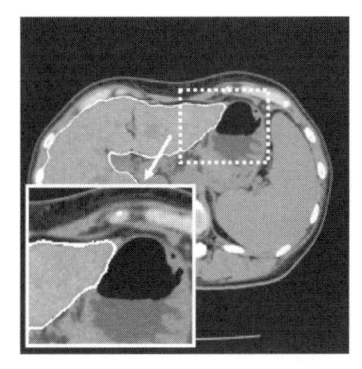

（b）改良後

拡大図は，左が肝右葉の一部，右が肝左葉外側の一部を示す．

図 6.11 レベルセット法における速度関数の改良の効果［一杉 03］

7 認識システムの例

本章では，画像認識を中心とする画像処理の諸技術を用いて**診断支援**（computer-aided diagnosis, CAD）を目指すシステムの例を3種類紹介する。最初は，胸部X線写真間接撮影像を対象とするもので，CADの研究としておそらく世界的にも最初に研究され，その後の医用画像処理全般に大きな影響を与えたものである。2番目は胸部X線CT像のCADシステムであり，3次元ディジタル画像処理とそのCAD応用としては最初のものである。同じ種類のCADはその後の多くの研究によって，肺がんスクリーニングの実用化も間近といわれるまでに発展している。3番目の例は，乳房X線像（マンモグラム）のCADシステムであり，1998年にアメリカで世界最初のCAD商用機が登場して話題を呼んだものと同種のシステムである。いずれも日本で筆者らのグループで研究・開発され，それぞれの時代において世界の先端にあった成果であるが，ここでは，個々のシステムの詳細というよりは，本書で述べてきた諸方法がどのように利用されているかを示すことを意図している。最新のCADの研究成果については，例えば［特集04 a, b, c］などを参照されたい。

7.1 間接撮影胸部X線像のCAD

7.1.1 はじめに

間接撮影像は，ロールフィルムというコンパクトな媒体に記録できるという特徴があり，わが国では胸部の集団検診のための標準的な画像として定着していた。しかし，集団検診の性格上，医師は限られた時間内に大量画像を読影しなければならず［守谷87］，読影医の負担の大きさや見落しが問題となっていた［田中84］。これらの状況もあって，間接撮影像用のCADシステムは医用画像処理の歴史の中でも最も早くから検討され，1970年前後には肺がんなどの異常陰影の検出を目的としたシステムがすでに開発されていた［鳥脇70］。その後，このシステムは同じグループによって改良が重ねられたが，本節ではそれらの中から文献［長谷川83］のシステム AISCR-V 3（Automated Interpretation System of Chest Roentgenograms-V 3）を中心に紹介する。

なお，解像度などの点で優れている直接撮影像を対象としたCADシステムもこ

れまでに数多く検討されてきたが［鈴木92，Wu 94，Ginneken 01］，腫瘤の検出を目的としたものの大部分は，（もちろん，細部においては個々の新しい技術が用いられているが）大まかには同様の処理の流れをもつ．

7.1.2 処理の概要

入力画像（70 mm 間接撮影像 300×300 ピクセル，8 ビット）の一例を**図 7.1**に，システムの処理の流れを**図 7.2**に示す．

このシステムは，四つのサブシステム（Ⅰ～Ⅳ）からなる．

サブシステムⅠ：肺野領域の概略の推定と特徴点抽出を行う．

サブシステムⅡ：心陰影，胸郭，横隔膜，肺尖部，および鎖骨などの輪郭線を抽出する．

サブシステムⅢ：肋骨像と血管影の識別を行う．

サブシステムⅣ：異常陰影候補領域の抽出と，Ⅲまでの結果を利用して，それらが真に異常陰影に対応するかどうかを判定する．

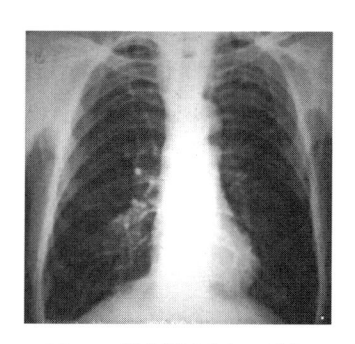

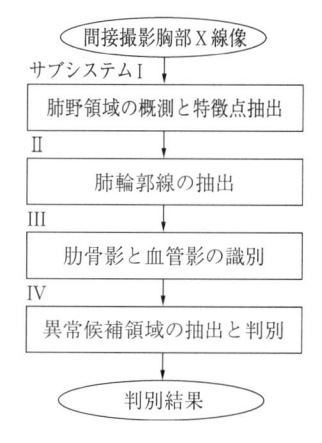

図 7.1　間接撮影胸部 X 線像　　図 7.2　システムの処理の流れ
　　　［長谷川 83］　　　　　　　　　　［長谷川 83］

以下ではそれぞれの処理の詳細について述べる．なお，サブシステムⅠのすべてと，ⅡのBH，BT，BD（略称については後述）の抽出には解像度を1/2にした画像を用いている．

7.1.3 各サブシステムの処理の詳細

〔1〕 **サブシステムⅠ**

このシステムでは最初に，signatureと呼ばれる濃度値特徴を利用して肺野を囲む長方形領域を抽出する．次に，各肺野の輪郭線上の五つの特徴点を抽出する．後者の処理では，実際には，テンプレートマッチングによって特徴点の候補を抽出し，その候補どうしの間で考えられる様々な組合せの中から最適な組合せを探索す

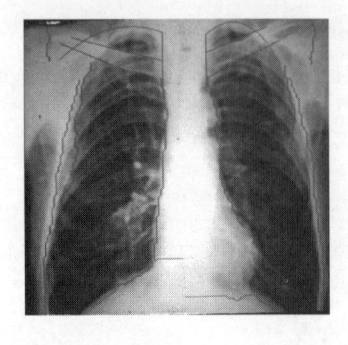

図7.3 サブシステムIによる
処理結果 [長谷川 83]

る。処理結果の一例を図7.3に示す。

〔2〕 **サブシステムII**

前の処理で抽出された最小長方形や特徴点を利用して，ここでは肺輪郭線を抽出する。ただし，輪郭線を五つの部分，すなわち，心陰影境界線（BH），胸郭輪郭線（BT），横隔膜境界線（BD），肺尖部輪郭線（BA），および鎖骨上下境界線（BC）に分けてそれぞれを抽出する。

実際の処理ではまず，BHは1階差分フィルタ，BTは2階差分フィルタを用いてそれぞれの境界線を強調した後，しきい値処理と細線化処理によって目的とする境界線を抽出する。次のBDの抽出処理では，2階差分フィルタとしきい値処理を利用して候補となる成分図形を抽出し，サブシステムIで得られた特徴点の情報を利用して領域を絞り込んだ後，境界線追跡処理によって抽出する。最後に，BAとBCを抽出するが，ここでも2階差分フィルタとしきい値処理，および抽出された連結成分に対する処理によってまずBCを抽出する。次に，その結果に基づいて肺尖部境界線を抽出し，放物線によって近似してBAとする。最後に，サブシステムIによって得られた特徴点と，上述の処理で得られたBHを用いてBCとBAの修正処理を行って最終結果とする。最終結果の例を図7.4に示す（この図上には，次のサブシステムIIIの結果も重ねている）。

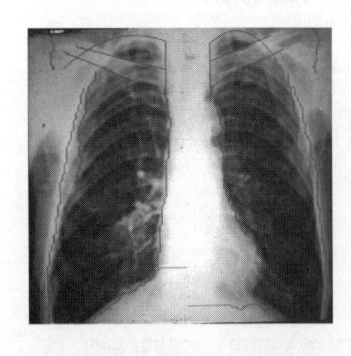

図7.4 サブシステムIIとIIIによる
処理結果 [長谷川 83]

〔3〕 **サブシステムIII**

背部肋骨，前胸部肋骨の境界線，および血管影を抽出する。背部肋骨の抽出処理では，縦方向の2階差分フィルタを用いて肋骨全体を強調し，しきい値処理後に肋骨の芯線を抽出した後，上下の境界線を放物線によって近似する。次に，前胸部肋

骨については，1階差分フィルタを用いた境界線の強調，しきい値処理，および細線化を行い，境界線の放物線近似を行って最終結果とする．最後に血管影の抽出は肺門部とその周辺の血管影を対象として行われる．具体的には，まず，横方向の2階差分フィルタとしきい値処理を施して血管の候補領域を抽出する．次に，各候補領域についていくつかの特徴量を計算し，それらに基づいてまず論理的判別によって比較的大きい主要な血管の識別を行い，次に統計的判別によってその周辺の小さな血管影の分類を行う．

以上の処理によって得られた肋骨境界線，および，血管影の芯線（上記の分類後に細線化，図7.4参照）が次のサブシステムに送られる．

〔4〕 **サブシステムIV**

このサブシステムでは，肺がんなどの異常陰影を抽出することを目的とする．異常陰影の多くが孤立性の塊状陰影であることから，鎖骨以下の主肺野領域では横方向の2階差分フィルタを用いて腫瘤陰影を強調し，その結果をしきい値処理して候補領域を抽出する．ここで，横方向のフィルタを用いたのは，水平方向に走行する肋骨の影響を避けるためである．また，鎖骨より上の領域では肋骨の走行方向が様々なため，縦と横の2階差分フィルタを組み合わせて用いる．最後に，抽出された候補領域に対して，上記のサブシステムI～IIIで得られた肺野，肋骨，および血管影の情報に基づいて，正常組織の一部であるかどうかを判定する．肺尖部の候補領域に対しては，面積，位置などの特徴を用いた別の判定手順によって，真に異常陰影に対応するとみなすべきか否かを判定する．また，鎖骨以下の肺野領域内の候補領域の判定はこれとは別に用意された手順で行われているが，詳細は文献［鳥脇94］に譲る．なお，最終的に画像上に一つ以上異常と判定された候補領域が存在する場合にその画像を異常と判定する．以上の処理結果を**図7.5**に示す．

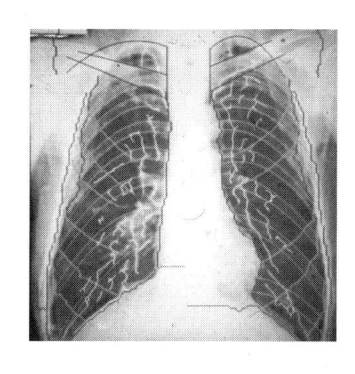

図7.5 最終出力結果［長谷川83］

7.1.4 実 験 結 果

このシステムは，当時の汎用大型計算機 FACOM 230-75 上でソフトウェアシステムとして実現された．これを，実際の集団検診で撮影された 70 mm の間接撮影像 289 枚に適用した．ここで，40 枚は CAD システムの設計に，残りがシステムの性能評価のために用いられた．サブシステムI～IIIを適用した結果は，肺尖部付近

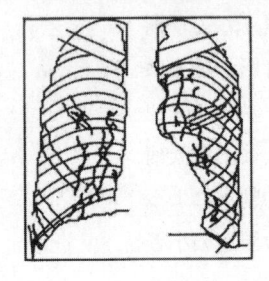

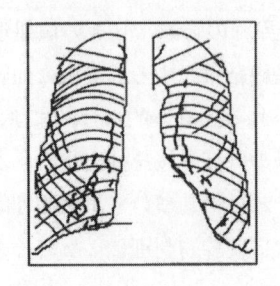

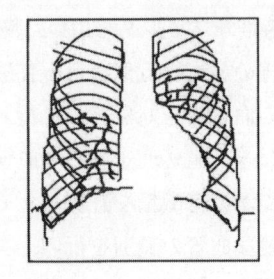

図 7.6 サブシステム II と III の処理結果の例 [長谷川 83]

の肋骨を除いては，おおよそ良好な結果が得られていた（**図 7.6**）。

次に，サブシステム IV に対する結果を**表 7.1** に示す。システムによって 2 893 個の候補領域が抽出されたが（1 画像当り約 10 個），そのうちで異常陰影に対応するものは 1 032 個，正常組織に対応する拾いすぎの候補領域は 1 861 個であった。また，判定により，異常陰影に対応する候補領域の約 77 %，拾いすぎの候補領域の約 74 % が正しく判定されることが知られた。

表 7.1　候補領域単位の判定結果

医師＼計算機	正常	異常	合計	識別率
正　常	1 382	479	1 861	0.743
異　常	235	797	1 032	0.772
合　計	1 617	1 276	2 893	0.753

表 7.2　画像単位の判定結果

医師＼計算機	正常	異常	合計	識別率
正　常	66	93	159	0.415
異　常	24	106	130	0.815
合　計	90	199	289	0.595

さらに，画像単位で判定を行った結果を**表 7.2** に示すが，平均では約 6 割の正認識率，異常を含む画像に注目すると 8 割以上を正しく判定できること（TP 80 %以上）が知られた。

なお，このシステムは，その後導入された X 線管電圧の高圧化に際しては，入力画像の性質が変化するためそのままでは適用できなかった［清水 90］。そこで，各処理の改良が進められたが［Shimizu 94］，詳細はそれぞれの文献を参照されたい［清水 93，松阪 96］。なお，複数の画像から経時変化を検出する処理も並行して行われてきたが，これについては文献［鳥脇 78，Shimizu 98］などを参照されたい。また，その他の同時代の研究に関しては［鳥脇 94］を参照。

7.2　3 次元 CT 像と肺がん診断支援システム

7.2.1　はじめに

近年の CT 装置の進歩は目覚ましく，1990 年代に普及したヘリカル CT が画像診断の分野に与えたインパクトはまだ記憶に新しいが，10 年もたたないうちに，マルチスライス CT，マルチディテクタ CT が登場し，さらに広範囲の 3 次元データがより高速に得られるようになってきた［MIT 01］。臨床的には，注目する陰影

の微細な3次元構造が得られるようになって診断精度は高くなったが，一方で読影しなければならない画像の枚数も飛躍的に増加し（例えば空間解像度 0.1〜0.5 mm が実用化され，1 症例当り数百枚のスライス像が発生する），コンピュータによる支援が強く求められている［縄野 00］．

3次元画像を対象とした CAD システムの中で，ヘリカル CT 装置の登場の初期の頃から盛んに開発が進められたものに，胸部 CT 像から肺がんなどを検出するシステムがある．そこでは，スライス間隔の広い，かつ，低線量の検診用の画像を対象としたシステムから［鵜飼 99，江 00，山本 04］，スライス間隔の狭い高解像度の画像を対象としたものまで様々なシステムが検討されてきた［河田 00］．以下では，高解像度 CT（実験当時）を対象に肺がんの検出を行うシステムの一実験例を紹介する［森 94］．

7.2.2 肺がん候補領域検出システム

入力画像の一例を図 7.7 に示す．画像の仕様は，スライス内は 320×320 画素（画素間隔：1 mm），スライス枚数は約 60 枚（スライス間隔：1 mm）である．すなわち，画素数 320×320×60 の 3D 画像を入力とする．このシステムの処理は，肺野領域の抽出，肺がん候補領域の抽出および判定，からなる．それぞれについて順に説明する．

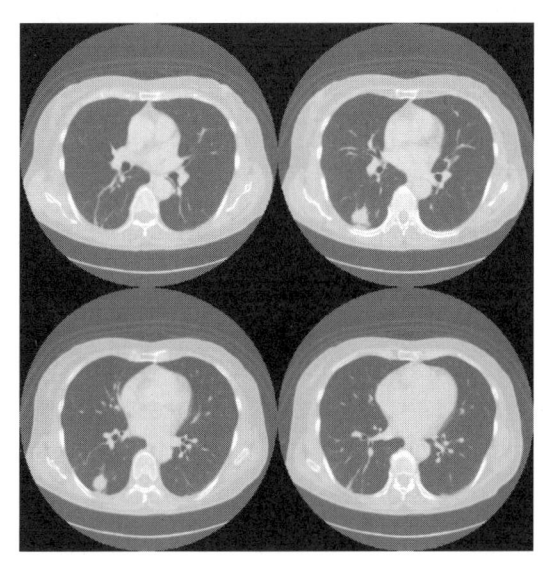

図 7.7 3次元 CT 像（肺がんを含む数スライスのみ表示）
［森 94］

〔1〕 肺野領域の抽出

まず，原画像に対してしきい値処理を行い，画像の縁に触れていない領域（主に肺野領域に対応）を抽出する．次に，この領域に対してオープニング演算（4.6.7 項参照）を行って，肺野に連結する気管領域の削除と，血管などによる肺野の欠損

部の穴埋めを行う。しかし，この時点でも太い血管の領域は空洞や穴として残ること，また胸壁に接する病変部が存在するとそこが肺野領域の欠損となること，などのため，次の二つの補正処理を行う。最初の補正処理では，太い血管領域による空洞や穴が，大部分の 2 次元のスライス上では孤立した穴成分になっていることに注目し，濃度値を反転させた後，2 次元のスライス像ごとに小成分除去を行う。二つ目の補正処理では，病変部が胸壁に接していると隣接スライス間で肺野形状が大きく異なることに注目し，隣接スライス間で肺野領域の差分を求め，差分画像から求めた連結成分の中で面積の大きな単連結成分を肺野領域に加えて補う処理を行う。以上の処理の結果，抽出された領域の例を図 7.8 に示す。

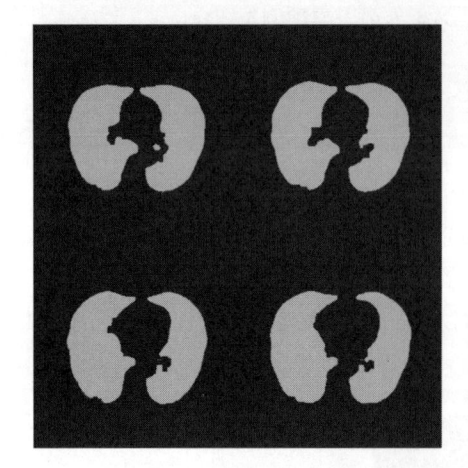

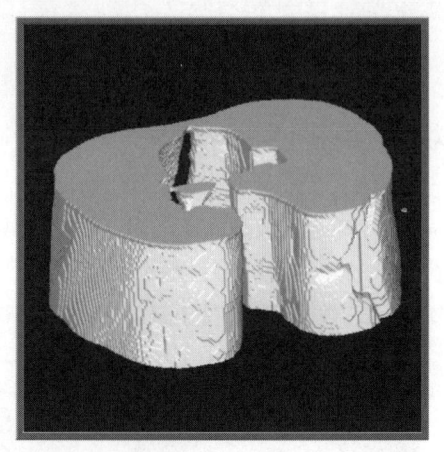

図 7.8　肺野領域の抽出結果（3 次元表示）［森 94］

〔2〕　肺がん候補領域の抽出および判定

上で抽出された肺野領域内において肺がんの抽出を行う。具体的には，しきい値処理を施すが，このときに，異常陰影のほかに血管や気管支の一部も同時に抽出される。そこで，距離変換を行って距離値があるしきい値以上の画素のみを残し，その逆距離変換の結果を最終的な候補領域とする（判定処理）。この処理は，拾いすぎの領域の多くが細長い形状をもち，異常陰影よりも距離値が小さくなることが導入の背景にあるが，そのしきい値の設定は重要な問題である。本手法では，肺野内の位置ごとに拾いすぎの領域の大きさが異なることに着目し，このしきい値を位置可変の関数とした。詳細は文献［森 94］を参照されたい。

以上の手法を実際の CT 像 4 例に適用した。実験結果の一例を図 7.9 に示す。腫瘍の領域はほぼ正確に抽出されていることがわかる。全例に対する結果からは，4 例中 3 例で肺がんのみを抽出することに成功し，残りの一例では肺がんは抽出されていたが，肺動脈と気管支が並走し，かつ分岐する部位で拾いすぎが発生していることが確認された。

この例は胸部 3 次元 CT 像の CAD の最初の報告の一つである。その後，膨大な研究が日本を中心として行われ，格段の進歩をとげている。例えば，肺がんスクリ

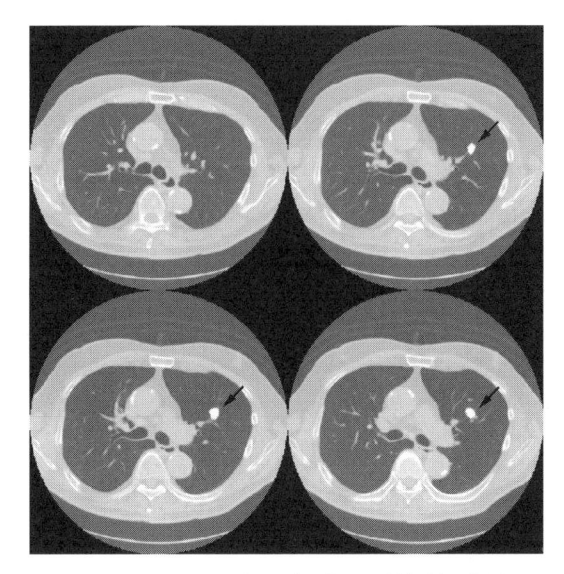

図 7.9 抽出された候補領域の例（候補領域の位置を矢印で表示）［森 94］

ーニングへの応用を意図した研究は 2 000 例を超える実験が行われ，実用化のレベルに達しつつある．CT の肺がんスクリーニング利用は日本から提唱され，有効性も立証されつつあることは注目に値する．詳細は関連の論文を参照されたい［舘野 90，山本 93，Sone 98，仁木 04 a, b］．

また，対象画像もスクリーニング用（スライス厚 5～10 mm，画素サイズ 1 mm × 1 mm，低線量），精密検診用（スライス間隔，画素サイズ 0.5～0.1 mm，立方体画素），マイクロ CT（画素サイズ数十 μm）［佐藤 05］，などに広がりつつある．これらにおいては，個別の手法としては 6.1 節の 3 D 画像対象のものが多いが，全体の処理の流れは本書に扱ったものと同様であることが多い．しかし，対象と目的の多様化に伴い，用いられる手法も急速に多様になろう［佐藤 05，山本 04］．

7.3 マンモグラフィ CAD

7.3.1 はじめに

乳がんは，日本人女性のがんによる死因の第 4 位であり，近年の食生活の欧米化によって罹患者数は今後もますます増加すると予想されている［厚生省 98］．乳房 X 線撮影法（マンモグラフィ）が乳がんの早期診断に有効であることは早くから報告されており，欧米諸国では乳がん検診に一般に用いられてきたが［厚生省 98］，わが国でも 2000 年春に 50 歳以上の検診に原則として X 線撮影を併用するよう指針が改められた．しかし，読影に必要な医師の数が不足している上，大量の画像を短時間で読影しなければならない医師の負担も問題となっている［遠藤 00］．また，乳房 X 線像上に写っているがんのうちの約 1 割が見落とされているという報告も

あり［Giger 00］，コンピュータを用いた支援が臨床の現場からも強く求められている。

マンモグラフィ CAD に関する最初の研究は 1967 年にまでさかのぼるが［Winsberg 67］，世界的に見て研究例が増えてきたのは 80 年代の中頃からであり［土井 03］，国内でもいくつかの報告が見られる［遠藤 89］。また，90 年代に入って本格的なシステムの開発が進められ［磯辺 93, Karssemeijer 94, 松原 97, Kobatake 99, Giger 00］，1998 年には初めての商用機も発売された［長谷川 99］。

以下では，国内で開発された主なシステムのうちから，文献［古屋 03，奥野 96］のシステムについて紹介する。

7.3.2 処理手法と実験結果

CAD システムは，乳がんの中でも最も多い腫瘤影を抽出する処理と，初期乳がんの兆候として重要な微小石灰化像を検出する処理からなる。両者は像の性質が著しく異なるため，別々の手法で処理する。ここではそれぞれについて簡単に紹介する。なお，検診では左右の乳房に対して頭尾方向と斜位方向の 2 枚，合計 4 枚の画像が撮影されるが（**図 7.10**），以降の処理はこの四つの画像すべてに共通であり，独立に適用される。

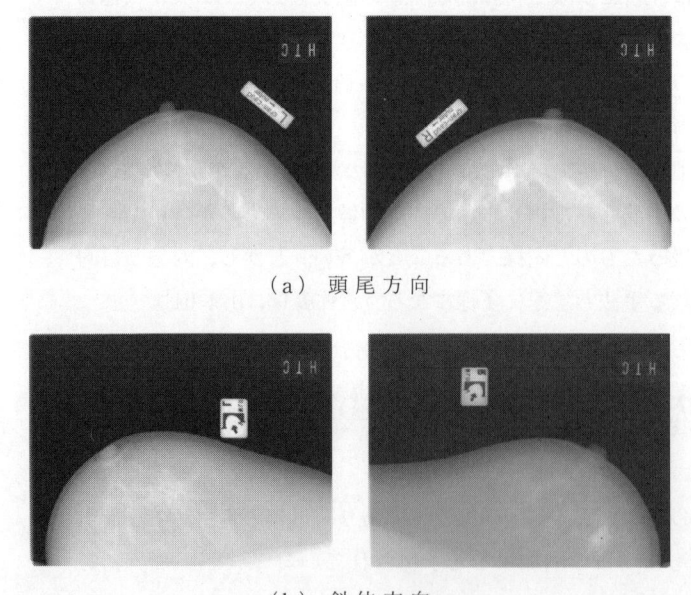

(a) 頭尾方向

(b) 斜位方向

図 7.10 乳房 X 線像［古屋 03］

〔1〕 腫瘤影検出システム［古屋 03］

腫瘤抽出処理の流れを**図 7.11** に示す。ここではまず，画像内から乳房領域に対応する領域を抽出する。

次に，適応リングフィルタ［魏 01］と呼ばれる空間フィルタを適用して腫瘤の領

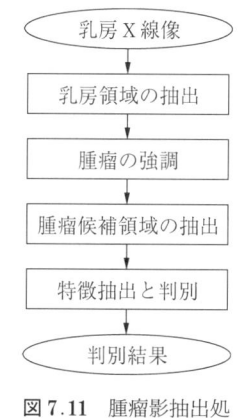

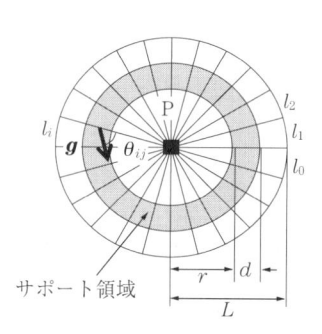

図 7.11 腫瘤影抽出処理の流れ ［古屋 03］

図 7.12 適応リングフィルタ ［古屋 03］

域を強調する。このフィルタは，サポート領域と呼ばれるリング状（**図 7.12**）の領域内部の濃度勾配ベクトル $\boldsymbol{g}$ の注目点 P に対する集中度を計算する。ただし，腫瘤の大きさには様々なものがあることを考慮し，サポート領域の大きさを数通り変化させ，それぞれの集中度の中の最大値を出力する。具体的な計算式を次に示す。

$$C(\mathrm{P}) = \max_{0 \leq r < L-d} \frac{1}{Md} \sum_{i=0}^{M-1} \sum_{j=r+1}^{r+d} \cos \theta_{ij} \tag{7.1}$$

このフィルタは，濃度勾配ベクトルの方向のみを用い，かつ，サポート領域の大きさを変化させることにより，腫瘤のコントラストや大きさの違いによらずに強調できるという特徴をもつ。強調画像の例を**図 7.13** に示す。

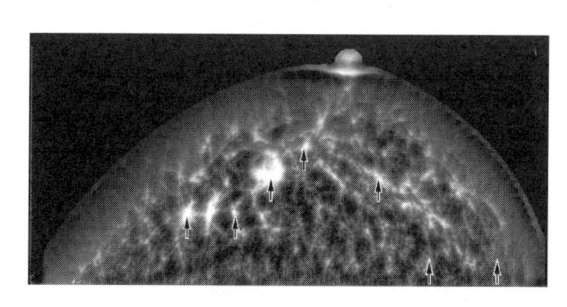

図 7.13 適応リングフィルタによる強調画像 ［古屋 03］

次に，強調された画像から，腫瘤の候補領域を最大 n 個検出する。具体的には，フィルタ出力の極大点を検出し（図中の矢印），その点の周辺で Snakes（6.4 節）を用いて領域を抽出する（**図 7.14**）。この時点では，腫瘤に対応する候補領域

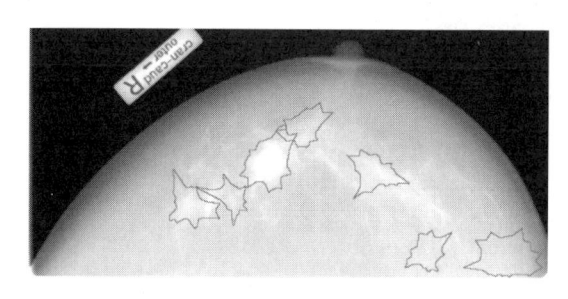

図 7.14 抽出された候補領域 ［古屋 03］

のみでなく，正常組織に対応する領域（拾いすぎと呼ぶ）も多数抽出されているので，次のステップでこれらの領域の削減を行う．すなわち，候補領域に対して複数の特徴量を測定し，それに基づいて真に腫瘤影に対応するか否かを判定し，正常組織に対応すると判定された候補領域を削除する．ここで，どのような特徴量を用いればよいかは一般にはわからないため，本手法では逐次型特徴選択法によって選択された19個の特徴量を測定した．最後に，マハラノビス距離を用いて判別を行う．

以上の手法を悪性腫瘤を含む231枚の乳房X線像に適用して性能を評価したところ，腫瘤の検出能力が90%のときに拾いすぎ陰影が約1（個/画像）であった．

〔2〕 微小石灰化像検出システム

処理の流れは図7.15に示すとおりであるが［奥野96］，まず，腫瘤検出の処理と同様，原画像（図7.16）から乳房領域を抽出する．次に，乳腺などの細長い陰影を抑制しながら石灰化像のみを効果的に検出するために，多重直線構造要素（図7.17）を用いたオープニング処理と原画像との差分処理を行う．このオープニング処理では，直感的には，いずれかの直線構造要素と方向が一致する線状陰影は残り，小さな凸状の陰影は平滑化される．つまり，乳腺などの陰影は残り，石灰化像などが平滑化された画像が生成されるため，原画像との差分を求めることで，石灰化像のみが強調された画像が得られる．さらに，差分後の画像に対してしきい値処理を行うことで個々の石灰化像が検出される．最後に，抽出された石灰化像が1 cm² 当り5個以上存在する領域をクラスタ領域として抽出する（図7.18）．

以上の処理を82枚の乳房X線像に適用したところ，すべての石灰化領域が検出され，さらに真の石灰化クラスタに対応しない拾いすぎのクラスタは1画像当り0.24箇所であった．

これらのシステムについては現在も改良が続けられている．例えば腫瘤検出シス

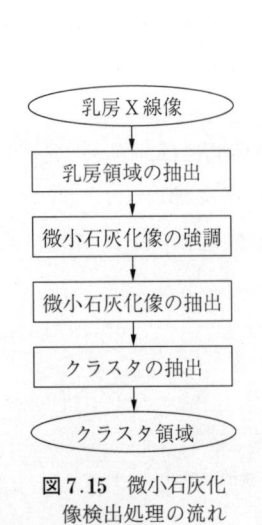

図7.15 微小石灰化像検出処理の流れ ［奥野96］

図7.16 微小石灰化像を含む乳房X線像 （［奥野96］の図6より）

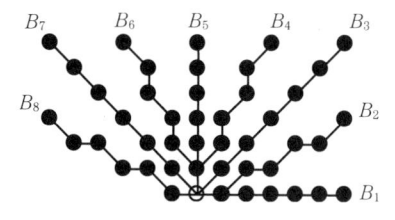

図 7.17 多重直線構造要素
([奥野 96] の図 2 より)

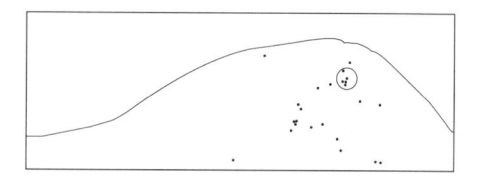

図 7.18 抽出された石灰化クラスタ
([奥野 96] の図 8 より)

テムの場合は，現在は，約 1 000 個の特徴量の中から判別に有効な特徴量を求めて利用する方法 [清水 04] や，様々なタイプの腫瘤に対応するために性質の異なる 5 種類の腫瘤影検出処理を並列に組み合わせる方法について検討が進められている [武尾 04]。

最近の報告によると，7 施設から得られた未学習の 6 202 枚の画像にシステムを適用した場合に，腫瘤の検出能力は 86.2 ％，拾いすぎは 0.32 個/画像であり [武尾 04]，欧州の病院では実際に利用が始まっている。また，微小石灰化像の検出システムでは，拾いすぎの原因となる粗大石灰化像を別に抽出して拾いすぎを削減する方法などが検討されており [水澤 02]，さらなる性能の向上が期待されている。乳房 X 線像の CAD システムはほかにも多くの研究があり，すでに述べたように，欧米では商用機も出ている [土井 03, 特集 04 b, c]。CAD システムとして実用レベルに達している例であり，現在ではさらに，3 次元 CT 像を対象とした CAD システムの開発なども進められている [Hanzawa 02]。

参 考 文 献

第1章

[Becker 64] H. C. Becker, W. J. Nettleton, P. H. Meyers, J. W. Sweeney and C. M. Nice: Digital computer determination of a medical diagnostic index directly from chest X-ray images, IEEE Trans., **BME-11**, pp.67-72 (1964)

[CG 73] Special Section on United States-Japan Seminar on Picture and Scene Analysis, Computer Graphics and Image Processing, **2**, 3/4, pp.203-452 (1973)

[Cheng 68] G. C. Cheng, R. S. Ledley, D. K. Pollock and A. Rosenfeld eds.: Pictorial Pattern Recognition, Thompson Book Co., USA (1968)

[Doi 99] K. Doi, H. MacMahon, M. L. Giger and K. R. Hoffmann eds.: Computer-Aided Diagnosis in Medical Images, Elsevier, New York (1999)

[Hall 76] E. L. Hall: Software Manual for Dr. ADAM, Biomedical Image Processing Laboratory, Dept. of Electrical Eng., Univ. of Southern California, Los Angels, Cal. USA (1976.8)

[JAMIT a] http://www.ricoh.co.jp/net-messena/ACADEMIA/JAMIT/MITVM/JXray100.html X線発見百周年

[JAMIT b] http://www.ricoh.co.jp/net-messena/ACADEMIA/JAMIT/MITVM/ 医用画像工学仮想博物館

[Ledley 69] R. S. Ledley: Automatic pattern recognition for clinical medicine, Proc. IEEE, **57**, 11, pp.2017-2035 (1969.11)

[Levoy 88] M. Levoy: Display of surface from volume data, IEEE Computer Graphics and Applications, **8**, 3, pp.29-37 (1988)

[Macy 68] J. Macy, F. Winsky and W. H. Weymouth: Automatic processing of mammograms, *in* "Image Processing in Biological Sciences" (D. M. Ramsey ed.), pp.75-96, Univ. of California Press, Berkeley (1968)

[Sezaki 73] N. Sezaki and K. Ukena: Automatic computation of the cardiothoracic ratio with application to mass screening, IEEE Trans. **BME-20**, 4, pp.248-253 (1973)

[Sklansky 76] J. Sklansky: Boundary detection in medical radiographs, *in* "Digital Processing of Biomedical Images" (K. Preston, Jr. and M. Onoe eds.), pp.309-322, Plenum Press, New York (1976)

[Sone 98] S. Sone, S. Takashima, F. Li, Z. Yang, T. Honda, Y. Maruyama, M. Hasegawa, T. Yamada, K. Kubo, K. Hanamura and K. Asakura: Mass screening for lung cancer with mobile spiral computed tomography scanner, The LANCET, 351, pp.1242-1245 (1998.5)

[Suenaga 73a] Y. Suenaga, T. Negoro, J. Toriwaki and T. Fukumura: Pattern recognition of chest X-ray images, Computer Graphics and Image Processing, **2**, 3/4, pp.252-271 (1973.12)

[Suenaga 73b] Y. Suenaga, T. Negoro and T. Fukumura: Pattern recognition of chest X-ray images, Proc. 1st Inter'l Joint Conf. on Pattern Recognition, pp.125-137 (1973.10)

[Toriwaki 68] J. Toriwaki and T. Fukumura: The program system for image processing and its application to automatic interpretation of chest X-ray films, Memoirs of the Faculty of Engineering,

Nagoya Univ., **20**, 2, pp.458-473（1968.11）

[Toriwaki 99] J. Toriwaki and K. Mori : Recent progress in biomedical image processing — Virtualized human body and computer-aided surgery, Trans. Information and Systems of Japan, **E-82D**, 3, pp.611-628（1999.3）

[Vining 93] D. J. Vining, A. R. Padhanl, S. Wood, E. A. Zerhouni, E. K. Fishman and J. E. Kuhlman : Virtual bronchoscopy : A new perspective for viewing the tracheobronchial tree, Radiology, **189**（P）Scientific Program, RSNA（1993）

[Vining 03] D. J. Vining : Virtual colonosocopy : the inside story, in "Atlas of Virtual Colonoscopy"（A. H. Dachman ed.）, pp.3-4, Springer-Verlag Inc., New York（2003）

[Whitted 80] T. Whitted : An improved illumination model for shaded display, Com. ACM, **18**, 6, pp.311-317（1980）

[Yasuda 90] T. Yasuda, Y. Hashimoto, S. Yokoi and J-I. Toriwaki : Computer system for craniofacial surgical planning based on CT images, IEEE Trans. Medical Imaging, **9**, 3, pp.270-280（1990.9）

[Ziedses 35] B. G. Ziedses des Plantes : Eine roentgenographische Methode zur separaten Abbildung bestimmter Teile des Objekts, Fortschr. Röntgenst. **52**, pp.69-79（1935）

[青柳 00] 青柳泰司：レントゲンとX線の発見，恒星社厚生閣（2000）

[飯沼 01] 飯沼 武，舘野之男：X線イメージング，コロナ社（2001）

[梅垣 95] 梅垣洋一郎：X線発見以後100年の技術発展の歴史年表，Medical Imaging Technology, **134**, 1, pp.3-13（1995）

[遠藤 94] 遠藤登喜子，木戸長一郎，堀田勝平，佐久間貞行，藤田広志：乳房X線像の計算機診断，in [鳥脇 94] 4.2 節，pp.176-181（1994）

[岡崎 04] 岡崎信一郎，京 昭倫，桜井和之，古賀拓也：画像認識処理指向LSIの動向とメモリ集積型高並列プロセッサ IMAP，信学技報†，**104**, 124, pp.29-36（2004.6）（PRMU研資††　PRMU2004-32）

[尾上 82] 尾上守夫編：医用画像処理，朝倉書店（1982）

[科研 04] 文部科学省・日本学術振興会特定領域研究「知的診断支援」：多次元医用画像の知的診断支援 第一回シンポジウム論文集（2004.3），同第二回論文集（2005.3）

[桂川 04] 桂川茂彦：世界に羽ばたく日本人研究者による研究開発の俯瞰，映像情報 Medical, **36**, 4, pp.398-401（2004）

[楠岡 01] 楠岡英雄，西村恒彦監修：核医学イメージング，コロナ社（2001）

[小畑 94] 小畑秀文：胸部X線像によるじん肺の計算機診断，in [鳥脇 94] 2.5 節，pp.134-148（1994）

[榊原 95] 榊原 進：ウェーブレット　ビギナーズガイド，東京電機大学出版局（1995）

[佐藤 04] 佐藤俊輔，吉川 昭，木竜 徹：生体信号処理の基礎，コロナ社（2004）

[鈴木 86] 鈴木隆一：医用顕微鏡画像自動認識に関する研究，京都大学学位論文（1986）

[舘野 90] 舘野之男，飯沼 武，松本 徹，遠藤真広，山本眞司，松本満臣：肺癌検診のためのX線CTの開発—リスク/ベネフィット，コスト/ベネフィットの事前評価も含めて，新医療，**17**, 10, pp.28-32（1990）

[舘野 95] 舘野之男：X線の発見と初期における医学応用の展開，Medical Imaging Technology, **134**, 1, pp.14-22（1995）

[舘野 01] 舘野之男編：原典で読む画像診断史，エムイー振興協会（2001）

[千原 01] 千原國宏：超音波，コロナ社（2001）

---

† 信学技報＝電子情報通信学会技術研究報告
†† PRMU研資＝電子情報通信学会パターン認識とメディア理解研究会資料

参考文献

[中災防86] じん肺X線診断の計量化研究委員会：じん肺X線診断の計量化に関する調査研究報告書，昭和61，62，63年度，中央労働災害防止協会（1986，1987，1988）

[土井04] 土井邦雄：CADの最近の研究開発と実用システムの概況，映像情報Medical，36，4，pp.390-397（2004）

[特集03] 特集：Molecular Imaging，Medical Imaging Technology，21，5（2003.11）

[特集04a] 特集2 CADの最新動向と読影現場への導入の可能性を探る，映像情報Medical，36，4，pp.402-409（2004）

[特集04b] 特集 CAD最前線（CAD 2004），INNERVISION，19，10（特集No.1），12（特集No.2）（2004）

[鳥脇67a] 鳥脇純一郎，福村晃夫：X線写真のパターン認識―電子計算機への導入―，日本ME学会放射線関連装置委員会研究会資料（1967.6）

[鳥脇67b] 鳥脇純一郎，福村晃夫：胸部X線写真の濃度分布の性質と肋骨境界の自動識別について，電子通信学会医用電子・生体工学研究会資料（1967.2）

[鳥脇67c] 鳥脇純一郎，福村晃夫：胸部X線写真の病巣陰影識別に関する基礎的実験，電子通信学会医用電子・生体工学研究会資料，MBE67-13（1967.11）

[鳥脇70] 鳥脇純一郎，福村晃夫，小池和夫，高木良雄：胸部X線写真自動診断システムのシミュレーション，医用電子と生体工学，8，3，pp.220-228（1970.6）

[鳥脇72] 鳥脇純一郎：画像情報処理，医用電子と生体工学，10，6，pp.538-541（1972.12）

[鳥脇88] 鳥脇純一郎：画像理解のためのディジタル画像処理（I），（II），昭晃堂（1988）

[鳥脇94] 鳥脇純一郎，舘野之男，飯沼 武編著：医用X線像のコンピュータ診断，シュプリンガー・フェアラーク東京（1994.12）

[鳥脇99] 鳥脇純一郎：バーチャルリアリティ技術による診断・治療支援，日本コンピュータ外科学会誌，1，1，pp.5-18（1999.3）

[鳥脇00] 鳥脇純一郎：X線像のコンピュータ支援診断―研究動向と課題，信学論†，J83-D-II，1，pp.3-26（2000.1）

[鳥脇02] 鳥脇純一郎：3次元ディジタル画像処理，昭晃堂（2002）

[鳥脇04a] 鳥脇純一郎：仮想化人体とナビゲーション診断―総論，中京大学人工知能高等研究所ニュース（IASAI News），No.13，pp.3-15（2004.2）

[鳥脇04b] 鳥脇純一郎：ナビゲーション観察―内部自由視点による物体観察と医用応用，RADIOISOTOPES（アイソトープ協会誌），53，5，pp.331-342（2004.5）

[鳥脇04c] 鳥脇純一郎：我が国におけるCAD研究の歴史と将来，INNERVISION，19，10，pp.5-9（2004.10）

[仁木04a] 仁木 登，河田佳樹，久保 満，財田伸介，山田和廣，長谷川道人，武田裕也：胸部CT検診用CADシステムの研究開発―その2―，文部科学省科学研究費補助金特定領域研究「多次元医用画像の知的診断支援」，第一回シンポジウム論文集，pp.53-57（2004）

[仁木04b] 仁木 登：CTによる肺疾患検診へのCAD応用，映像情報Medical，36，4，pp.402-409（2004）

[橋本69] 橋本，横内，杉山，宮内，岸上，高橋，野村，服部：細胞診の自動化―婦人科領域について，医用電子と生体工学，7，1，pp.35-42（1969.2）

[長谷川83] 長谷川純一，鳥脇純一郎，福村晃夫：間接撮影胸部X線写真の自動スクリーニングのためのソフトウェアシステムAISCR－V3について，信学論，J66-D，10，pp.1145-1152（1983.10）

† 信学論＝電子通信学会（または電子情報通信学会）論文誌

[星野95] 星野 力：誰がどうやってコンピュータを創ったか，共立出版（1995）

[宮原84] 宮原諄二，他：輝尽性蛍光材料を用いたコンピューテッド・ラジオグラフィ，応用物理，**53**，10，pp.884-890（1984）

[村田04] 村田 昇：独立成分分析，東京電機大学出版局（2004）

[森93] 森 健策，長谷川純一，鳥脇純一郎，安野泰史，片田和廣：3次元ディジタル画像処理による胸部連続CT像からの肺がん候補領域の自動抽出，信学論，**J76-D-II**，8，pp.1587-1594（1993.8）

[森94] 森 健策，長谷川純一，鳥脇純一郎，横井茂樹，安野泰史，片田和廣：医用3次元画像における管状図形抽出と気管支内視鏡画像のシミュレーション，3次元画像コンファレンス'94講演論文集，pp.269-274（1994.7）

[安田86] 安田孝美，萬 淳一，横井茂樹，鳥脇純一郎，片田和廣：3次元グラフィックスを用いた頭部CT像3次元表示の手術計画への応用，医用電子と生体工学，**24**，1，pp.22-27（1986.2）

[安田87] 安田孝美，橋本安弘，横井茂樹，鳥脇純一郎：CT画像を用いた形成外科手術計画支援システム，信学論，**J70-D**，11，pp.2134-2140（1987.11）

[山本80] 山本眞司，鈴木隆一，橋詰明英，横内久猛，堀内秀之，吉田 霞，松下 甫，吉田庄一郎：血液像自動分析装置の開発，医用電子と生体工学，**18**，4，pp.242-249（1980.8）

[山本93] 山本眞司，田中一平，舘野之男，他：肺癌検診用X線CT（LSCT）の基本構想と診断支援用画像処理方式の検討，信学論，**J76-D-II**，2，pp.250-260（1993.2）

第2章

[Hawkes 01] J. Hajnal, D. J. Hawkes and D. Hill : Medical Image Registration, CRC Press (2001)

[鳥脇88] 鳥脇純一郎：画像理解のためのディジタル画像処理〔I〕，〔II〕，昭晃堂（1988）

[鳥脇02] 鳥脇純一郎：3次元ディジタル画像処理，昭晃堂（2002）

第3章

[Haralick 81] R. M. Haralick and L. Watson : A facet model for image data, Computer Graphics and Image Processing, **15**, pp.113-129 (1981)

[Hueckel 71] M. H. Hueckel : An operator which locates edges in digitized pictures, J. Assoc. Comput. Mach., **18**, pp.113-125 (1971)

[Hueckel 73] M. H. Hueckel : A local visual operator which recognizes edges and lines, J. Assoc. Comput. Mach., **20**, 4, pp.634-647 (1973) (erratum in **21**, p.350, 1974)

[Marr 80] D. Marr and E. Hildreth : Theory of edge detection, Proc. R. Soc. Lond., **B 207**, pp.187-217 (1980)

[Marr 82] D. Marr : Vision, W. H. Freeman and Company, New York (1982)

[舘野87] 舘野之男，飯沼 武：画像診断―基礎と臨床―，3章，コロナ社（1987）

[田村75] 田村秀行：細線化についての諸考察，信学技報，**PRL75**-66（1975）

[田村02] 田村秀行編著：コンピュータ画像処理，オーム社（2002）

[鳥脇88a] 鳥脇純一郎：画像理解のためのディジタル画像処理〔I〕，昭晃堂（1988）

[鳥脇88b] 鳥脇純一郎：画像理解のためのディジタル画像処理〔II〕，昭晃堂（1988）

[長谷川90] 長谷川純一，筒井武敏，鳥脇純一郎：胃X線2重造影像におけるひだ集中を伴うがん病変部の自動抽出，信学論，**J73-D-II**，4，pp.661-669（1990.04）

[ハンドブック95] 新版情報処理ハンドブック，11編5章，情報処理学会（1995）

[平野00] 平野 靖，清水昭伸，長谷川純一，鳥脇純一郎：4次元超曲面の曲率を用いた3次元濃淡画像に

対する追跡型細線化の一手法，信学論，**J83-D-II**，1，pp.126-136（2000.1）

第4章

[Besl 86] P. J. Besl and R. C. Jain : Invariant surface characteristics for 3D object recognition in range images, Computer Vision, Graphics and Image Processing, **33**, pp.33-80（1986）

[Bitter 01a] I. Bitter, A. E. Kaufman and M. Sato : Penalized-distance volumetric skeleton algorithm, IEEE Trans. Visualization and Computer Graphics, **7**, 3, pp.195-206（2001）

[Bitter 01b] I. Bitter, A. Kaufman and M. Wax : Fully automatic extraction of the colon centerline and its impact on a virtual colonoscopy system, Proc. CARS 2001, pp.625-628（2001）

[Blezek 99] D. J. Blezek and R. A. Robb : Centerline algorithm for virtual endoscopy based on chamfer distance transform and Dijkstra's single source shortest path algorithm, Proc. SPIE 3660, pp.225-233（1999）

[Borgefors 97] G. Borgefors and I. Nystroem : Efficient shape representation by minimizing the set of centres of maximal discs/spheres, Pattern Recognition Letters, **18**, pp.465-472（1997）

[Calvin 03] Calvin R. Maurer, Jr. and Vijay Reghavan : A linear time algorithm for computing exact Euclidean distance transforms of binary images in arbitrary dimensions, PAMI, **25**, 2, pp.265-270（2003）（short paper）

[Cuisenaire 99] O. Cuisenaire and B. Macq : Fast Euclidean distance transformation by propagation using multiple neighborhoods, CVIU, **76**, 2, pp.163-172（1999）

[Duda 00] R. O. Duda, P. E. Hart and D. G. Stork : Pattern classification, 2nd edition, John Wiley & Sons（2000）（尾上守夫監訳：パターン識別，新技術コミュニケーションズ（2001））

[Eggers 98] H. Eggers : Two fast Euclidean distance transformations in Z^2 based on sufficient propagation, CVIU, **69**, 1, pp.106-116（1998）

[Fitzpatrick 00] J. M. Fitzpatrick, D. L. G. Hill and C. R. Maurer : Image registration, *in* "Handbook of Medical Imaging"（M. Sonka and J. M. Fitzpatrick eds.）, volume 2, chapter 8, SPIE Press（2000）

[Fukunaga 90] K. Fukunaga : Introduction to statistical pattern recognition, 2nd edition, Academic Press（1990）

[Hajnal 01] J. V. Hajnal, D. L. G. Hill and D. J. Hawkes : Medical Image Registration, CRC Press（2001）

[Jain 92] A. K. Jain and J. Mao : Artificial neural network for nonlinear projection of multivariate, Proc. Int. Joint Conf. Neural Networks, pp.III335-III340（1992）

[Johnston 75] E. G. Johnston and A. Rosenfeld : Digital detection of pits, peaks, ridges and ravines, IEEE Trans., **SMC-5**, pp.472-480（1975）

[Koenderink 92] J. J. Koenderink and A. J. V. Doorn : Surface shape and curvature scales, Image and Vision Computing, **10**, pp.557-565（1992）

[Lee 97] Y. H. Lee, S. J. Horng, T. W. Kao et al. : Parallel computation of the Euclidean distance transform on the mesh of trees and the hypercube computer, CVIU, **68**, 1, pp.109-119（1997）

[Loew 00] M. H. Loew : Feature extraction, *in* "Handbook of Medical Imaging"（M. Sonka and J. M. Fitzpatrick eds.）, volume 2, chapter 5, SPIE Press（2000）

[MIT 97] 特集／医用画像とフラクタル，Medical Imaging Technology, **15**, 5, pp.585-614（1997）

[Monga 95] O. Monga and S. Benayoun : Using partial derivatives of 3D images to extract typical surface features, Computer Vision, Graphics and Image Processing, **61**, 2, pp.171-189（1995）

[Nilsson 97] F. Nilsson and P. E. Danielsson : Finding the minimal set of maximum disks for binary objects, Graphical Models and Image Processing, **59**, 1, pp.55-60 (1997)

[Pai 94] T. W. Pai and J. H. L. Hansen : Boundary-constrained morphological skeleton minimization and skeleton reconstruction, IEEE Trans. PAMI, **16**, 2, pp.201-208 (1994)

[Persoon 77] E. Persoon and K. S. Fu : Shape discrimination using Fourier descriptors, IEEE Trans., **SMC-7**, 3, pp.170-179 (1977)

[Pudney 98] C. Pudney : Distance-orderd homotopic thinning : A skeletonization algorithm for 3D digital images, CVIU, **72**, 3, pp.404-413 (1998)

[Ragnemalm 93] I. Ragnemalm : Rotation invariant skeletonization by thinning using anchor points, Proc. 8th Scandinavian Conference on Image Analysis (II), pp.1015-1022 (1993)

[Sahiner 96] B. Sahiner, H. P. Chan, D. Wei et al. : Image feature selection by a genetic algorithm : Application to classification of mass and normal breast tissue, Medical Physics, **23**, 10, pp.1671-1683 (1996)

[Saito 94a] T. Saito and J. Toriwaki : New algorithms for n-dimensional Euclidean distance transformation, Pattern Recognition, **27**, 11, pp.1551-1565 (1994)

[Saito 94b] T. Saito and J. Toriwaki : Reverse distance transformation and skeletons based upon the Euclidean metric for n-dimensional digital binary pictures, IEICE Trans. INF. & SYST., **E77-D**, 9, pp.1005-1016 (1994)

[Sato 00] Y. Sato, C. F. Westin, A. Bhalerao et al. : Tissue classification based on 3D local intensity structures for volume rendering, IEEE Trans. Visualization and Computer Graphics, **6**, 2, pp.160-180 (2000)

[Takala 99] J. H. Takala and J. O. Viitanen : Distance transform algorithm for bit-serial SIMD architectures, CVIU, **74**, 2, pp.150-161 (1999)

[Toriwaki 78] J. Toriwaki and T. Fukumura : Extraction of structural information from digitized gray pictures, Computer Graphics and Image Processing, **7**, 1, pp.30-51 (1978.2)

[Yuan 03] Yuan Yan Tang and Xinge You : Skeletonization of ribbon-like shapes based on a new wavelet function, IEEE Trans. PAMI, **25**, 9, pp.1118-1133 (2003)

[石井98] 石井健一郎，上田修功，前田英作，村瀬 洋：パターン認識，オーム社 (1998)

[今井94] 今井敏行，杉原厚吉：誤差による破綻の心配のない線分 Voronoi 図構成算法，情報処理学会論文誌，**35**，10，pp.1966-1977 (1994)

[大津81] 大津展之：パターン認識における特徴抽出に関する数理的研究，電子技術総合研究所研究報告 (1981)

[大津96] 大津展之，栗田多喜夫，関田 巌：パターン認識，朝倉書店 (1996)

[岡田82] 岡田敏彦，冨田真吾：正規直交判別ベクトルによる特徴抽出論，信学論，**J65-A**，8，pp.767-771 (1982)

[岡部83] 岡部直木，鳥脇純一郎，福村晃夫：3次元ディジタル画像上の距離関数の基礎的性質，信学論，**J66-D**，3，pp.259-266 (1983)

[尾上76] 尾上守夫，前田紀彦，斎藤 優：残差逐次検定法による画像の重ね合わせ，情報処理学会論文誌，**17**，7，pp.634-640 (1976)

[河田00] 河田佳樹，仁木 登，大松広伸：胸部3次元 CT 像による肺野小型腫瘤の3次元曲率を用いた内部構造の解析，信学論，**J83-D-II**，1，pp.209-218 (2000)

[河田01] 河田佳樹，仁木 登：3次元曲率特徴の抽出アルゴリズム，Medical Imaging Technology，**19**，

3, pp.142-153（2001）

[小畑 96] 小畑秀文：モルフォロジー，コロナ社（1996）
[齋藤 92] 齋藤豊文，鳥脇純一郎：3次元ユークリッド距離変換及び拡張ボロノイ分割のアルゴリズムと肝組織標本画像の解析，画像電子学会誌，**21**，5，pp.468-474（1992）
[齋藤 96] 齋藤豊文，森 健策，鳥脇純一郎：ユークリッド距離変換を用いた3次元ディジタル画像の薄面化及び細線化の逐次型アルゴリズムとその諸性質，信学論，**J79-D-II**，10，pp.1675-1685（1996）
[齋藤 01] 齋藤豊文，番正聡志，鳥脇純一郎：ユークリッド距離に基づくスケルトンを用いた3次元細線化手法の改善—ひげの発生を抑制できる一手法—，信学論，**J84-D-II**，8，pp.1628-1635（2001）
[坂井 02] 坂井秀行，杉原厚吉：図形の中心軸の安定した生成法，信学論，**J85-D-II**，11，pp.1637-1644（2002）
[鹿野 71] 鹿野清宏：濃淡図形の処理，名古屋大学修士論文（1971）
[事典 04] 形の科学会編：かたちの百科事典，朝倉書店（2004）
[白井 87] 白井良明編：パターン理解，オーム社（1987）
[高木 03] 高木隆司責任編集：かたちの事典，丸善（2003）
[高木 04] 高木幹雄，下田陽久編：新編画像解析ハンドブック，東京大学出版会（2004）
[高安 96] 高安秀樹，佐藤 隆：生体のフラクタル解析，BME，**10**，4，pp.29-35（1996）
[鳥脇 85] 鳥脇純一郎，横井茂樹：3次元ディジタル画像処理アルゴリズムの基礎，信学論，**J68-D**，4，pp.426-432（1985）
[鳥脇 88] 鳥脇純一郎：画像理解のためのディジタル画像処理［I］，［II］，昭晃堂（1988）
[鳥脇 93] 鳥脇純一郎：認識工学，コロナ社（1993）
[鳥脇 98] 鳥脇純一郎：パターン情報処理の基礎，朝倉書店（1998）
[鳥脇 02] 鳥脇純一郎：3次元ディジタル画像処理，昭晃堂（2002）
[成瀬 77] 成瀬 正，鳥脇純一郎，福村晃夫：濃淡画像の重みつき距離変換の基礎的性質，信学論，**J60-D**，12，pp.1101-1108（1977）
[長谷川 90] 長谷川純一，筒井武敏，鳥脇純一郎：胃X線2重造影像におけるひだ集中を伴うがん病変部の自動抽出，信学論，**J73-D-II**，4，pp.661-669（1990）
[浜本 94] 浜本義彦：パターン認識理論の最近の動向，電子情報通信学会誌，**77**，8，pp.853-864（1994）
[古屋 03] 古屋早知子，魏 軍，萩原義裕，清水昭伸，小畑秀文，縄野 繁：特徴量選択による乳房X線像上の悪性腫瘤影判別能力の改善と選択基準の評価，信学論，**J86-D-II**，5，pp.587-597（2003）
[間瀬 81] 間瀬健二，鳥脇純一郎，福村晃夫：拡張されたディジタルボロノイ線図とその画像処理への応用，信学論，**J64-D**，11，pp.1029-1036（1981）
[村田 04] 村田 昇：独立成分分析，東京電機大学出版局（2004）
[森 90] 森 俊二，坂倉栂子：画像認識の基礎［I］，［II］，オーム社（1990）
[八島 83] 八島由幸，横井茂樹，鳥脇純一郎，福村晃夫：ディジタル画像上の隣接関係グラフとその応用，信学論，**J66-D**，10，pp.1099-1106（1983）
[横井 73] 横井茂樹，鳥脇純一郎，福村晃夫：標本化された二値図形のトポロジカルな性質について，信学論，**J56-D**，11，pp.662-669（1973）

第5章

[Bishop 95] C. Bishop : Neural Networks for Pattern Recognition, Oxford Press（1995）
[Bowyer 00] K. W. Bowyer : Validation of medical image analysis techniques, *in* "Handbook of Medical Imaging" (M. Sonka and J. M. Fitzpatrick eds.), volume 2, chapter 10, SPIE Press（2000）

[Doi 99] K. Doi : Computer-aided diagnosis and its potential impact on diagnostic radiology, *in* "Computer-Aided Diagnosis in Medical Images" (K. Doi, H. MacMahon, M. L. Giger and K. R. Hoffmann eds.), pp.11-20, Elsevier, New York (1999)

[Duda 00] R. O. Duda, P. E. Hart and D. G. Stork : Pattern Classification, 2nd edition, John Wiley & Sons (2000)(尾上守夫監訳：パターン識別，新技術コミュニケーションズ (2001))

[Fukunaga 90] K. Fukunaga : Introduction to Statistical Pattern Recognition, 2nd edition, Academic Press (1990)

[Giger 00] M. L. Giger, Z. Huo, M. A. Kupinski and C. J. Vyborny : Computer-aided diagnosis in mammography, *in* "Handbook of Medical Imaging" (M. Sonka and J. M. Fitzpatrick eds.), volume 2, chapter 15, SPIE Press (2000)

[Hanley 83] J. A. Hanley and B. J. McNeil : A method of comparing the areas under receiver operating characteristic curves derived from the same cases, Radiology, **148**, pp.839-843 (1983)

[Hecht-Nielsen 90] R. Hecht-Nielsen : Neurocomputing, Addison-Wesley (1990) ；
R. ヘクト・ニールセン著，袋谷賢吉訳：ニューロコンピューティング，(株)トッパン (1992)

[Metz 86] C. E. Metz : ROC methodology in radiologic imaging, Investigative Radiology, **21**, pp.720-733 (1986)

[Rosenblatt 61] F. Rosenblatt : Principles of Neurodynamics, Spartan Books (1961)

[Rumelhart 86] D. E. Rumelhart, J. L. McClelland and the PDP Research Group eds. : Parallel Distributed Processing : Explorations in the Microstructure of Cognition, Vol.1, 2, MIT Press, Cambridge, MA (1986)

[Suzuki 04] K. Suzuki and K. Doi : Characteristics of a massive training artificial nerual network in the distinction between lung nodues and vessels in CT images, Proc. CARS 2004, pp.923-928, Elsevier (2004)

[Yoshida 98] H. Yoshida, B. Keserce and K. Doi : Computer-aided diagnosis of pulmonary nodules in chest radiographs : Distinction of nodules from false positives based on wavelet snake and artificial neural network, *in* "Computer-Aided Diagnosis in Medical Imaging" (K. Doi, H. MacMahon, M. L. Giger and K. R. Hoffmann eds.), pp.45-50, Elsevier, New York (1999)

[麻生 88] 麻生英樹：ニューラルネットワーク入門，産業図書 (1988)
[石井 98] 石井健一郎，上田修功，前田英作，村瀬 洋：パターン認識，オーム社 (1998)
[奥野 81] 奥野忠一：多変量解析法，改訂版，日科技連出版 (1981)
[鳥脇 93] 鳥脇純一郎：認識工学，コロナ社 (1993)
[日放技 94] ディジタル画像の ROC 解析検討班編：ROC 解析の基礎と応用，日本放射線技術学会 (1994)
[福島 89] 福島邦彦：神経回路網と情報処理，朝倉書店 (1989)
[古屋 03] 古屋早知子，魏 軍，萩原義裕，清水昭伸，小畑秀文，縄野 繁：特徴量選択による乳房 X 線像上の悪性腫瘤影判別能力の改善と選択基準の評価，信学論，**J86-DII**，5，pp.587-597 (2003)

第 6 章

[Bankman 00] I. N. Bankman : Handbook of Medical Imaging, Academic Press (2000)
[Caselles 93] V. Caselles, F. Catte, T. Coll et al. : A geometric model for active contours, Numerische Mathematik, **66**, pp.1-31 (1993)
[CGARTS 99] 技術編 CG 標準テキストブック編集委員会監修：技術編 CG 標準テキストブック，画像情

報教育振興協会（1999）

[Cootes 94] T. F. Cootes, A. Hill, C. J. Taylor and J. Haslam : The use of active shape models for locating structures in medical images, Image and Vision Computing, **12**, 6, pp.355-366（1994）

[Fischler 73] M. Fischler and R. Elschlager : The representation and matching of pictorial structures, IEEE Trans. Computers, **22**, 1, pp.67-92（1973）

[Kass 88] M. Kass, A. Witkin and D. Terzopoulos : Snakes : active contour models, Intern. J. Computer Vision, **1**, 4, pp.321-331（1988）

[Levoy 88] M. Levoy : Display of surface from volume data, IEEE Computer Graphics and Applications, **8**, 3, pp.29-37（1988）

[Malladi 95] R. Malladi, J. Sethian and B. Vemuri : Shape modeling with front propagation : a level set approach, IEEE Trans. PAMI, **17**, 2, pp.158-175（1995）

[McInerney 96] T. McInerney and D. Terzopoulos : Deformable models in medical image analysis : A survey, Medical Image Analysis, **1**, 2, pp.91-108（1996）

[Radke 05] R. J. Radke, O. Al-Kofahi and B. Roysam : Image change detection algorithms : A systematic survey, IEEE Trans. Image Processing, **14**, 3, pp.294-307（2005.3）

[Watt 98] A. Watt and F. Policarpo : The Computer Image, Addison Wesley（1998）

[Whitted 80] T. Whitted : An improved illumination model for shaded display, Com. ACM, **18**, 6, pp.311-317（1980）

[Widrow 73] B. Widrow : The rubber-mask technique, Pattern Recognition, **5**, pp.175-211（1973）

[Xu 00] C. Xu, D. Pham and J. Prince : Image segmentation using deformable models, *in* "Handbook of Medical Imaging"（M. Sonka and J. Fitzpatrick eds.）, volume 2, chapter 3, pp.129-174, SPIE Press（2000）

[浅田 94] 浅田 稔：ダイナミックシーンの理解，電子情報通信学会（1994）

[板井 96] 板井悠二，片田和廣，小林尚志編：三次元画像―原理と臨床応用，金原出版（1996）

[北坂 00] 北坂孝幸，森 健策，長谷川純一，鳥脇純一郎：可変ベジエ曲面による形状モデルを用いた3次元胸部X線CT像からの肺野領域抽出，信学論，**J83-D-II**, 1, pp.165-174（2000.1）

[清水 02] 清水昭伸：可変形状モデルを用いた医用画像のセグメンテーション手法の概説，Medical Imaging Technology, **20**, 1, pp.3-12（2002）

[髙木 04] 髙木幹雄，下田陽久監修：新編画像解析ハンドブック，東京大学出版会（2004）

[田村 02] 田村秀行編著：コンピュータ画像処理，オーム社（2002）

[ツァガーン 01] ツァガーン バイガルマ，清水昭伸，小畑秀文，宮川国久：3次元可変形状モデルによる腹部CT像からの腎臓領域抽出法の開発，信学論，**J85-D-II**, 1, pp.140-148（2001）

[鳥谷 91] 鳥谷浩志，千代倉弘明：3次元CADの基礎と応用，共立出版（1991）

[鳥脇 88] 鳥脇純一郎：画像理解のためのディジタル画像処理〔I〕，〔II〕，昭晃堂（1988）

[鳥脇 01] 鳥脇純一郎：総論―3次元画像処理のアルゴリズム，Medical Imaging Technology, **19**, 3, pp.135-141（2001.5）

[鳥脇 02] 鳥脇純一郎：3次元ディジタル画像処理，昭晃堂（2002）

[一杉 03] 一杉剛志，清水昭伸，田村みさと，小畑秀文：Level set methodを用いた肝臓領域抽出手法の開発と評価，コンピュータ支援画像診断学会論文誌，**7**, 4-2, pp.1-9（2003）

[松山 98] 松山隆司，久野義徳，井宮 淳編：コンピュータビジョン 技術評論と将来展望，新技術コミュニケーションズ（1998）

[渡辺 04] 渡辺恵人，茂山文枝，長谷川純一，鳥脇純一郎，目加田慶人：多時相CT像に対する濃度推移

の記述法とその肝臓病変部自動抽出への応用，信学技報（医用画像研究会資料），**MI2003**-106（2004.1）

第7章

[Giger 00] M. L. Giger, Z. Huo, M. A. Kupinski and C. J. Vyborny : Computer-aided diagnosis in mammography, *in* "Handbook of Medical Imaging" (M. Sonka and J. M. Fitzpatrick eds.), volume 2, chapter 15, SPIE Press (2000)

[Ginneken 01] B. V. Ginneken : Computer-aided diagnosis in chest radiography, (PhD Thesis), Ponsen & Looijen (2001)

[Hanzawa 02] Y. Hanzawa, A. Shimizu, H. Kobatake and K. Miyakawa : Development of a computer aided diagnosis system for three dimensional breast CT images, Proc. Computer Assisted Radiology and Surgery, pp.788-793 (2002)

[Karssemeijer 94] N. Karssemeijer : Recognition of satellite lesions in digital mammograms, *in* "Digital Mammography" (A. G. Gale, S. M. Astley, D. R. Dance and Y. Cairns eds.), pp.211-220, Elsevier, Amsterdam (1994)

[Kobatake 99] H. Kobatake, M. Murakami, H. Takeo and S. Nawano : Computerized detection of malignant tumors on digital mammograms, IEEE Trans. Medical Imaging, **18**, 5, 369-378 (1999)

[MIT 01] 特集／マルチスライスCTの原理と臨床，Medical Imaging Technology, **19**, 1, pp.1-32 (2001)

[Shimizu 94] A. Shimizu, J. Hasegawa and J. Toriwaki : A new version of computer aided screening system, Proc. IEEE Workshop on Biomedical Image Analysis, pp.307-316 (1994)

[Shimizu 98] A. Shimizu, J. Hasegawa, J. Toriwaki and T. Suzuki : Reduction of false positives in computer diagnosis of chest X-ray images using interval change detection between two images, Proc. 1st International Workshop on Computer-aided Diagnosis, pp.83-88 (1998)

[Sone 98] S. Sone, S. Takashima, F. Li, Z. Yang, T. Honda, Y. Mauryama, M. Hasegawa, T. Yamada, K. Kubo, K. Hanamura and K. Asakura : Mass screening for lung cancer with mobile spiral computed tomography scanner, The LANCET, **351**, pp.1242-1245 (1998.5)

[Winsberg 67] F. Winsberg, M. Elkin, J. Marcy, Jr. et al. : Detection of radiographic abnormalities in mammograms by means of optical scanning and computer analysis, Radiology, **89**, pp.211-215 (1967)

[Wu 94] Y. Wu, K. Doi, M. L. Giger, C. E. Metz and W. Zhang : Reduction of false-positives in computerized detection of lung nodules in chest radiographs using artificial neural networks, discriminant analysis, and a rule-based scheme, J. Digital Imaging, **7**, pp.196-207 (1994)

[磯辺 93] 磯辺義明，大久保なつみ，山本眞司，鳥脇純一郎，小畑秀文：孤立性陰影抽出用Quoitフィルタの性質とその乳癌X線陰影抽出への応用，信学論，**J76-D-II**，2，pp.279-287（1993）

[鵜飼 99] 鵜飼裕司，金澤啓三，河田佳樹，仁木登，佐藤均，大松広伸，柿沼龍太郎，江口研二，金子昌弘，森山紀之：ヘリカルCT画像を用いた肺がん診断支援システム，Jamit Frontier 99講演論文集，pp.207-212（1999）

[遠藤 89] 遠藤登喜子，木戸長一郎，堀田勝平，久野皓，井口弘和：MDR画像の自動診断，日本医学放射線学会雑誌，**49 S**，p.156（1989）

[遠藤 00] 遠藤登喜子：マンモグラフィー導入乳がん検診の動向，健康文化，**28**（2000）（http://www.kenkobunka.jp/kenbun/kb28/endo28.html）

[奥野 96] 奥野健一，小畑秀文，縄野繁，中島延淑，武尾英哉：適応的しきい値を用いた微小石灰化像検出システムの開発，Medical Imaging Technology, **14**, 6, pp.699-706（1996）

参考文献

[河田00] 川田佳樹, 仁木 登, 大松広伸：胸部3次元CT像による肺野小型腫瘤の3次元曲率を用いた内部構造の解析, 信学論, **J83-D-II**, 1, pp.209-218 (2000)

[魏01] 魏 軍, 萩原義裕, 清水昭伸, 小畑秀文：勾配ベクトルの点集中性フィルタの特性解析, 信学論, **J84-D-II**, 7, pp.1289-1298 (2001)

[江00] 江 浩, 増藤信明, 西村 修, 奥村俊昭, 山本眞司, 飯作俊一, 松本 徹, 舘野之男, 飯沼 武, 松本満臣：肺がん検診用X線CT像の計算機支援画像診断システム, 信学論, **J83-D-II**, 1, pp.333-341 (2000)

[厚生省98] 厚生省がん検診の有効性評価に関する研究班：がん検診の有効性等に関する情報提供のための手引, 日本公衆衛生協会 (1998)

[佐藤05] 佐藤嘉晃, 長尾慈郎, 北坂孝幸, 森 健策, 末永康仁, 鳥脇純一郎, 高畠博嗣, 森 雅樹, 名取 博：マイクロCT画像を用いた肺微細構造からの肺胞領域の抽出, 信学技報 PRMU2004-9, MI2004-9, WIT2004-9 (医用画像, **104**, 90) pp.49-54 (2004-05)

[清水90] 清水昭伸, 鈴木秀智, 長谷川純一, 鳥脇純一郎：胸部X線写真自動読影システム AISCR-V3 の高圧撮影像への適用結果, 電子情報通信学会春季全国大会講演論文集, 情報・システム [分冊7], p.288 (1990.3)

[清水93] 清水昭伸, 長谷川純一, 鳥脇純一郎：胸部X線像の塊状陰影検出用の最小方向差分フィルタとその性質, 信学論, **J76-D-II**, 2, pp.241-249 (1993)

[清水04] 清水昭伸, 平井大輔, 根本充貴, 小畑秀文, 縄野 繁：左右乳房X線像の特徴量比較による腫瘤影判別能の高度化 (第二報), 信学技報, **MI2004-25** (2004)

[鈴木92] 鈴木英夫, 稲岡則子, 高畑博嗣, 森 雅樹, 笹岡彰一, 名取 博, 鈴木 明：胸部X線直接撮影像における肺腫瘤影自動検出システム—肺癌の診断支援, Medical Imaging Technology, **10**, pp.17-22 (1992)

[武尾04] 武尾英哉, 志村一男, 今村貴志, 清水昭伸, 小畑秀文：乳房CR像を用いた異常陰影検出システムの開発と性能評価, Medical Imaging Technology, **22**, 4, pp.201-214 (2004)

[舘野90] 舘野之男, 飯沼 武, 松本 徹, 遠藤真広, 山本眞司, 松本満臣：肺癌検診のためのX線CTの開発—リスク/ベネフィット, コスト/ベネフィットの事前評価も含めて, 新医療, **17**, 10, pp.28-32 (1990)

[田中84] 田中利彦, 柚田勝輝, 小林洋二, 他：肺癌の集団検診の見落とし誤診例の検討, 日本胸部臨床, **43**, 10, pp.832-838 (1984)

[土井03] 土井邦雄：コンピュータ支援診断 (CAD) に関する世界の情勢, Medical Imaging Technology, **21**, 1, pp.3-6 (2003)

[特集04a] 医用画像技術の最先端論文特集, 信学論, **J87-D-II**, 1 (2004)

[特集04b] 特集 CAD最前線 (CAD 2004) No.1, INNERVISION, **19**, 10 (2004)

[特集04c] 特集 CAD最前線 (CAD 2004) No.2, INNERVISION, **19**, 12 (2004)

[鳥脇70] 鳥脇純一郎, 福村晃夫, 小池和夫, 高木良雄：胸部X線写真自動診断システムのシミュレーション, 医用電子と生体工学, **8**, 3, pp.220-228 (1970)

[鳥脇78] 鳥脇純一郎, 福村晃夫, 高木良雄：胸部X線像の経時変化の自動計測に関する基礎的考察, 医用電子と生体工学, **16**, 2, pp.109-116 (1978)

[鳥脇94] 鳥脇純一郎：胸部X線間接撮影像スクリーニングの計算機支援, 鳥脇純一郎, 舘野之男, 飯沼武編「医用X線像のコンピュータ診断」, シュプリンガー・フェアラーク東京 (1994)

[縄野00] 縄野 繁：読影フィルムが津波のように押し寄せてくる, コンピュータ支援画像診断学会ニューズレター, No.28, pp.12-13 (2000)

[仁木 04a] 仁木　登，河田佳樹，久保　満，財田伸介，山田和廣，長谷川道人，武田裕也：胸部 CT 検診用 CAD システムの研究開発―その 2―，文部科学省科学研究費補助金特定領域研究「多次元医用画像の知的診断支援」，第一回シンポジウム論文集，pp.53-57（2004）

[仁木 04b] 仁木　登：CT による肺疾患検診への CAD 応用，映像情報 Medical，**36**，4，pp.402-409（2004）

[長谷川 83] 長谷川純一，鳥脇純一郎，福村晃夫：間接撮影胸部 X 線写真の自動スクリーニングのためのソフトウェアシステム AISCR-V3 について，信学論，**J66-D**，10，pp.1146-1151（1983）

[長谷川 99] 長谷川玲：マンモグラム読影のための新しい道具― Image Checker，INNERVISION，特集 1：CAD 元年，**14**，10，pp.14-16（1999）

[古屋 03] 古屋早知子，魏　軍，萩原義裕，清水昭伸，小畑秀文，縄野　繁：特徴量選択による乳房 X 線像上の悪性腫瘤判別能力の改善と選択基準の評価，信学論，**J86-D-II**，5，pp.587-597（2003）

[松阪 96] 松阪匡芳，清水昭伸，長谷川純一，鳥脇純一郎，鈴木隆一郎：弾性輪郭モデルを用いた胸部 X 線像の肺輪郭線抽出，Medical Imaging Technology，**14**，6，pp.680-690（1996）

[松原 97] 松原友子，藤田広志，遠藤登喜子，堀田勝平，池田　充，木戸長一郎，石垣武男：乳房 X 線写真における腫瘤陰影検出のためのしきい値法に基づく高速処理アルゴリズムの開発，Medical Imaging Technology，**15**，1，pp.1-13（1997）

[水澤 02] 水澤信忠，萩原義裕，清水昭伸，小畑秀文，武尾英哉，縄野　繁：乳房 X 線像における粗大石灰化像の抽出法と偽微小石灰化クラスタ削減への応用，Medical Imaging Technology，**20**，3，pp.203-211（2002）

[森 94] 森　健策，長谷川純一，鳥脇純一郎，安野泰史，片田和廣：可変しきい値処理と距離変換を用いた 3 次元胸部 CT 像からの異常陰影候補領域自動抽出手順，Medical Imaging Technology，**12**，3，pp.216-223（1994）

[守谷 87] 守谷欣明，青木正和：胸部 X 線診断シリーズ II，胸部間接撮影写真の読影，結核予防会（1987）

[山本 93] 山本眞司，田中一平，舘野之男，他：肺癌検診用 X 線 CT（LSCT）の基本構想と診断支援用画像処理方式の検討，信学論，**J76-DII**，2，pp.250-260（1993.2）

[山本 04] 山本眞司：胸部疾患における CT 画像の CAD，INNERVISION，**19**，10，pp.38-42（2004）

参考書籍，資料等

1. 医用画像処理に関する書籍

[尾上 82] 尾上守夫編：医用画像処理，朝倉書店（1982）
[舘野 01] 舘野之男編：原典で読む画像診断史，エムイー振興協会（2001）
[鳥脇 94] 鳥脇純一郎，舘野之男，飯沼　武編著：医用 X 線像のコンピュータ診断，シュプリンガー・フェアラーク東京（1994.12）
[Doi 99] K. Doi, H. MacMahon, M. L. Giger and K. R. Hoffmann eds.: Computer-Aided Diagnosis in Medical Images, Elsevier, New York（1999）
[Bankman 00] I. N. Bankman: Handbook of Medical Imaging, Academic Press（2000）

2. 画像処理全般に関する参考書，専門書

[田村 02] 田村秀行編著：コンピュータ画像処理，オーム社（2002）
[鳥脇 02] 鳥脇純一郎：3 次元ディジタル画像処理，昭晃堂（2002）
[鳥脇 88] 鳥脇純一郎：画像理解のためのディジタル画像処理〔I〕，〔II〕，昭晃堂（1988）
[Baxes 83] G. A. Baxes: Digital Image Processing　A Practical Primer, Brady Communications Co. Inc., Prentice Hall, New Jersey, USA（1983）（田中總太郎，大宅伊久雄，杉村俊郎，吉田隆義，和宇慶康訳：ディジタル画像処理入門，啓学出版（1983））
[Sonka 99] M. Sonka, V. Hlavac and R. Boyle: Image Processing, Analysis, and Machine Vision, International Thomson Pub., Inc., USA（1999）
[Watt 94] A. Watt and F. Policarpo: The Computer Image, Addison Wesley（1998）
[CGARTS 04] ディジタル画像処理編集委員会監修：ディジタル画像処理，CG-ARTS 協会（2004）

3. 画像処理に関するハンドブック，資料集

[高木 04] 高木幹雄，下田陽久監修：新編画像解析ハンドブック，東京大学出版会（2004）
[高木 86] 高木幹雄，鳥脇純一郎，田村秀行編：画像処理アルゴリズムの最新動向，新技術コミュニケーションズ（1986）
[松山 98] 松山隆司，久野義徳，井宮　淳編：コンピュータビジョン　技術評論と将来展望，新技術コミュニケーションズ（1998）

4. パターン認識に関する専門書

[鳥脇 98] 鳥脇純一郎：パターン情報処理の基礎，朝倉書店（1998）
[鳥脇 92] 鳥脇純一郎：認識工学，コロナ社（1992）
[石井 98] 石井健一郎，上田修功，前田英作，村瀬　洋：わかりやすいパターン認識，オーム社（1998）
[Duda 01] R. O. Duda, P. E. Hart and D. G. Stork 著，尾上守夫監訳：パターン識別，新技術コミュニケーションズ（2001）

5. 医用画像に関連する学会誌等特集号

[特集 04a] 特集：医用画像の最先端論文特集，信学論，**J87-D-II**, 1（2004.1）

[特集04b] 特集2 CADの最新動向と読影現場への導入の可能性を探る，映像情報 Medical, **36**, 4 (2004.4)

[特集04c] CAD最前線 (CAD 2004) No.1, INNERVISION, **19**, 10 (2004), 同特集 No.2, **19**, 12 (2004)

[特集01a] 特集：3次元画像処理のアルゴリズム—領域・面・線の抽出と解析, Medical Imaging Technology, **19**, 3 (2001.4)

[特集00a] 次世代医用画像技術論文特集，信学論，**J83-D-II**, 1 (2000.1)

[特集01b] 特集：21世紀の医療・福祉を支える科学技術，電子情報通信学会誌，**84**, 5 (2001.5)

[特集00b] CAD技術論文特集号，日本放射線技術学会雑誌，**56**, 3 (2000.3)

[IEEE 03] Special Issue on Image Registration, IEEE Trans. **TI-22**, 11 (2003.11)

[IEEE 03] Special Issue on Human-Computer Multimodal Interface, Proc. IEEE, **91**, 9 (2003.9)

[IEICE 99] Surveys on Image Processing Technologies Algorithims, Sensors and Applications, IEICE Trans. Information and Systems, **E82-D**, 3 (1999.3)

6. 医用画像処理に関する学術誌サーベイ論文

[鳥脇99a] 鳥脇純一郎：バーチャルリアリティ技術による診断・治療支援，日本コンピュータ外科学会誌，**1**, 1, pp.5-18 (1999.3)

[鳥脇99b] 鳥脇純一郎：計算機支援診断（CAD）の現状と課題，シンポジウム資料，医用画像情報学会雑誌，**16**, 2, pp.101-114 (1999.3)

[鳥脇99c] 鳥脇純一郎：医用画像の研究課題—研究会発足にあたって—，電子情報通信学会医用画像研究会資料，**MI99**-11 (信学技報，**99**, 50, pp.33-40) (1999.5)

[鳥脇00] 鳥脇純一郎：X線像のコンピュータ支援診断—研究動向と課題，信学論，**J83-D-II**, 1, pp.3-26 (2000.1)

[鳥脇01a] 鳥脇純一郎：総論—3次元画像処理の医療応用の動向，電子情報通信学会誌，**84**, 5, pp.287-293 (2001.5)

[鳥脇01b] 鳥脇純一郎：資料：X線像の計算機支援診断の40年，コンピュータ支援画像診断学会論文誌，**5**, 6, pp.1-12, 同訂正1ページ (2001.9)

[鳥脇02a] 鳥脇純一郎：医用画像の診断支援（CAD）における画像処理技術の展開，信学技報，**102**, 56, pp.27-34 (2002.5) (医用画像研究会資料，**MI2002**-21)

[鳥脇02b] 鳥脇純一郎：仮想化内視鏡システムの発想と実現，CADM News Letter, No.34, pp.4-12, コンピュータ支援画像診断学会 (2002.1)

[鳥脇03] 鳥脇純一郎：医用画像の認識に於ける研究課題の展開，画像電子学会第202回研究会講演予稿 (in 名古屋), 03-01-09, pp.57-66 (2003.5.31)

[山本04] 山本眞司：CTによる肺がん検診の支援画像処理アルゴリズム，信学論，**J87-D-II**, 1, pp.31-43 (2004.1)

[小畑04] 小畑秀文：ベクトル集中度フィルタとその医用画像処理への応用，信学論，**J87-D-II**, 1, pp.19-30 (2004.1)

[鳥脇04] 鳥脇純一郎：わが国におけるCAD研究の歴史と将来，INNERVISION, **19**, 10, pp.5-9 (2004.10)

[村木04] 村木 茂，喜多泰代：3次元画像解析とグラフィックス技術の医学応用に関するサーベイ，信学論，**J87-D-II**, 10, pp.1887-1920 (2004.10)

[Duncan 00] J. Duncan and N. Ayache : Medical image analysis : Progress over two decades and the challenges ahead, IEEE Trans. Pattern Analysis and Machine Intelligence, **22**, 1, pp.85-106 (2000.1)

［Ginneken 01］ B. v. Ginneken, B. M. ter Haar Romeny and M. A. Viergever : Computer-aided diagnosis in chest radiography : A survey, IEEE Trans. Medical Imaging, **20**, 12, pp.1228-1241 (2001.12)

［Toriwaki 99d］ Jun-ichiro Toriwaki and Kensaku Mori : Recent progress in biomedical image processing—Virtualized human body and computer-aided surgery, IEICE Trans. Information and Systems of Japan, **E-82D**, 3, pp.611-628 (1999.3)

［Toriwaki 04］ Junichiro Toriwaki, Kensaku Mori and Jun-ichi Hasegawa : Recent progress in medical image processing, *in* "Image Processing Technologies Algorithms, Sensors, and Applications" (Kiyoharu Aizawa, Katsuhiko Sakaue, and Yasuhito Suenaga eds.), pp.233-357, Marcel Dekker, Inc., N. Y. (2004)

7. 医用画像に関する一般入門書

［舘野01］ 舘野之男：放射線と健康，岩波新書，岩波書店（2001）
［小川64］ 小川鼎三：医学の歴史，中公新書，中央公論社（1964）
［舘野02］ 舘野之男：画像診断－病気を目で見る，中公新書，中央公論新社（2002）

8. 医用画像処理関連の研究発表の多い学会誌，大会等

［電子研］ 電子情報通信学会医用画像研究会資料
［電子論］ 電子情報通信学会論文誌（情報・システムソサイエティ 分冊 D II）
［放射線］ 日本放射線技術学会雑誌
［JAMIT］ 日本医用画像工学会年次大会，および，同学会誌
［CADM］ コンピュータ支援画像診断学会論文誌
［CARS］ Proc. of the International Congress and Exhibition of Computer Assisted Radiology and Surgery (CARS), Elsevier
［IEEE］ IEEE Transactions on Medical Imaging
［Med］ Medical Image Analysis, Elsevier Science
［MICCAI］ Proc. of Image Computing and Computer-Assisted Intervention (MICCAI)

索　引

【あ】

圧　縮	15
穴	60, 61, 90
アナログ画像	5, 23
アパーチャ問題	98
アンギオグラフィ	8, 21
アンシャープマスキング	27

【い】

胃X線二重造影像	48, 54
胃3次元CT像	55
位相幾何	58
位置合せ	29, 100
1-画素	49
位置可変しきい値処理	38
1次統計量	47
1-pixel	49
一様重み平滑化フィルタ	30
1階差分	30, 39, 40
1階差分オペレータ	37
1階差分フィルタ	39, 108, 109
遺伝的アルゴリズム	64
イメージング	2
医用画像	2
医用画像処理	1
陰関数表現	103
院内情報ネットワーク	4

【う】

| ウェーブレット変換 | 20 |
| 動き検出 | 93 |

【え】

エッジ	38
エッジ画素	38, 41
エッジ強調	26
エッジ強調処理	38
エッジ強度	39, 43
エッジ検出	34, 38, 39, 40, 41
エッジ抽出	38
エネルギー関数	103
エネルギーサブトラクション	21, 28, 101
エロージョン	75
遠隔診断	4
円形度	55

【お】

オイラー数	58, 90, 91
オイラー方程式	103
尾　根	60, 61
尾根線	60
オプティカルフロー	97
オプティカルフローの拘束式	97
オープニング	75, 76, 116
オープニング演算	111
重み関数	30, 39

【か】

開口問題	98
外接長方形	56
解像度	2, 3
階調処理	33
階調変換	5, 32, 33, 90
階調補正	18
外部エネルギー	103
外部標本	77
ガウス型（平滑化）フィルタ	31
ガウス曲率	60, 61
ガウスフィルタ	31
ガウス分布	31
過学習	62
拡　散	68, 69
学習機械	84
学習パターン	77
学習標本	62, 77, 87
拡張ボロノイ分割	70, 71
確率密度関数	61, 78
隠れ層	83
可視化	4
画　素	6, 9
画像演算	19
仮想化	25
仮想化された人体	9
仮想化人体	9, 25
仮想化内視鏡	91, 93
画像間演算	20, 21, 90, 99
画像間差分画像	99
画像検索	4
画像収集伝送システム	4, 24
画像データベース	4
画像認識	5, 16
画像の強調	26
画像変換	15
画素値	5
型　板	96
形の科学	56
カテゴリー	16, 77
可変テンプレート型	96
カラー画像	10, 18
絡　み	90
感　度	86
ガンマ補正	33

【き】

偽陰性率	86
記　憶	2
幾何学的変換	100
記号列	17
擬似カラー	10
擬似ユークリッド距離	71, 72
期待値	62
輝度値	6
逆距離変換	72, 112
境界線	57
境界線追跡	108
共起行列	47, 60
偽陽性率	87
強　調	15, 26
胸部X線CT像	106
胸部X線写真間接撮影像	106
胸部X線像	2, 16
極小曲面	60, 61
局所処理	19
局所的処理	90
局所分散フィルタ	47
曲率係数	59, 60
距離関数	51, 71, 72
距離値	67, 112
距離の尺度	71
距離変換	51, 65, 67, 71, 72, 73, 112
記　録	2
記録・記憶	4
近　傍	50
近傍演算	19

【く】

| 空間解像度 | 3 |
| 空間周波数 | 11, 13, 14, 15, 27 |

空間周波数スペクトル	コルモゴロフ-スミルノフ統計量	次元依存性 90
11, 12, 14, 31, 57	62	次元独立 90
空間周波数特性 14	コントラスト 5, 27	示性数 58
空間微分 19	コントラスト強調 18, 27	事前確率 77, 78, 82
空間フィルタ 19	コンピュータグラフィックス 4, 25	質点・ばねモデル 103
空間分解能 3	コンピュータ支援画像診断学会 25	視点移動 93
空洞 90	コンピュータ支援診断 5, 24	自動しきい値選択 35, 37, 38
クラス 16, 17, 77	コンピュータ断層撮影 23	自動診断 5
クラスタ 79	【さ】	シード画素 44
クラスタ領域 116		シード点 44, 45
クラスタリング 53, 79	最近傍決定則 79	シネアンギオグラフィ 3
クラスタリングアルゴリズム	最小値 59	シミュレーション 5
79, 80	細線化 39, 43, 44, 57, 65, 66,	シャウカステン 32
グラフ 55	67, 73, 91, 109	周囲長 56
グリーディ法 103	細線化アルゴリズム 44	収縮 68, 69
黒白濃淡画像 18	細線化処理 108	重心 56
クロージング 75, 76	最大値 59	集中度 54, 55
【け】	最大値投影法 92	集中度フィルタ 48
	再代入法 87	周波数強調 47
経時変化 99, 110	最大尤度法 82	18近傍 90
形状解析 56	細胞診 16, 23	18近傍距離 72
形状指数 61	最尤法 80, 82	18連結 91
計測 2, 5	サーフェスレンダリング 92	18′連結 91
血液標本 18	サブトラクション 90, 99	重判別分析法 82
——の顕微鏡像 1	差分演算 29, 39	主曲率 60
欠陥検査 101	差分オペレータ 29	主軸 56
血管造影 21	差分型フィルタ 90	手術シミュレーション 24, 25
血管造影X線像 2	差分間隔 39	受信者動作特性曲線 88
血球自動分類 23	差分値 39	種数 58
決定木 80	サーモグラム 3, 5, 10	主成分分析 63
決定則 77	3次元画像 8, 18	出力層 83
検索 2	3次元CT像 18	受動的なイメージング 2
顕微鏡画像処理 23	3次元ディジタル画像 8, 24, 89	腫瘤 115
顕微鏡像 10, 16, 18	3層ニューラルネット 83	腫瘤影 23, 114
【こ】	3値画像 34	腫瘤影検出システム 114
	3D画像 8, 9, 24, 89	消去可能 58
高域通過フィルタ 31	サンプリング 6	消去可能性 67, 90, 91
光学的伝達関数 14	サンプリングエラー 7	条件つき確率密度関数 82
格子点 7	サンプル 77	条件つき認識率 86
構造化 92	サンプル点 7	情報強化内視鏡 25
構造線 60	【し】	心胸比 23
構造的特徴 47		芯線 66
構造要素 46, 74, 75	シェーディング 92	心臓超音波画像 2
高速フーリエ変換 31	時間解像度 2	診断 5
高調波番号 10	時間差分 93	診断支援 5, 25, 106
勾配 43	しきい値処理	シンチグラム 3
——の大きさ 40	34, 36, 65, 90, 108, 109, 112	心・脳磁図 3
——の方向 40	磁気共鳴映像法 8	じん肺X線写真 23
誤差逆伝搬法 83, 84	磁気共鳴画像 5	【す】
コスト 78	磁気共鳴撮像法 24	
固定テンプレート型 96	磁気共鳴信号強度 9	図形 34, 49, 65
誤分類率 64	時空間処理 93	——の切出し 17
固有画像 64	シグモイド関数 83	図形画素 66, 68

図形融合	68,69,70,76	大腸 CT 像	91	テクスチャ解析	34,46,61
図形輪郭線	43	ダイバージェンス	62	テクスチャ境界	52,53
スケルトン	72,73	体表面心電図	1	テクスチャ強調	47
スケルトン抽出	72,73	体表面電位図	3	テクスチャ特徴	46,47
スパイラル CT	9	ダイレーション	75	テクスチャ領域	46,47
スプライン曲線	103	多時相 CT 像	99	デジタルカメラ	7
スプライン曲面	103	多重直線構造要素	116	テストパターン	77
スペクトル	15	多段決定	80	テスト標本	77,87
スムージングオペレータ	29	谷	60,61	テーブルルックアップ	33
スライス	9	谷 線	60	点演算	19,21,32
スライス厚	8,9	多変量解析	82	伝 送	2,4
スライス間隔	8	多面体	103	伝達関数	14
		単純撮影 X 線像	2	テンプレート	41,96
【せ】		断面表示	92	テンプレートマッチング	96,107
正規化	80	【ち】		【と】	
生起確率	77	チェインコード表現	53	透過型 X 線像	23
正規分布	31	チェイン符号化	53	動画像	8,93
正弦変換	15	地球資源衛星	23	動画像処理	93
生成元	70	逐次型特徴選択法	116	統計的特徴	47
正方格子	7	逐次選択法	64	統合型領域分割	46
積分変換	15	蓄 積	2	同時確率密度関数	62
セグメンテーション		蓄積・検索	4	同時生起行列	60
	5,16,17,18,34,38,92	中央値	59	動的計画法	103
石灰化クラスタ	116	中間層	83	特異値分解	64
石灰化像	116	中心差分	39	特異度	86
石灰化領域	116	中心積率	57	読 影	5
設計標本	77	中心線	43,66	特徴選択	61
絶対曲率	60	中心モーメント	59	特徴抽出	17,18,49,65
0-画素	49	超音波画像	5,10	特徴ベクトル	49
ゼロ交差部	41	頂 点	60,61	特徴マッチング	97
ゼロ交差面	104	直接撮影 X 線像	2,24	特徴量	15,49
線形フィルタ	30	直線度	57	独立成分分析	64
染色体画像	22	直交展開	14	トポロジー	58
染色体像	23			トポロジカルな特徴	90
線図形	53,57	【つ】		トポロジー的特徴量	58
線図形テクスチャ	48	ツリー	55	トポロジー保存	73
尖 度	59			ドロネー分割	57,70
全標本学習法	87	【て】			
【そ】		低域通過フィルタ	31	【な】	
相関係数	96	ディジタル化	6,7	内視鏡画像	10
相関マッチング	95,97	ディジタル画像	5,6,7	内部エネルギー	103
相互較正	87	ディジタル幾何学	49,50,90	内部標本	77
相互情報量	37,62	ディジタルコンピュータ	22	ナビゲーション診断	25
速度関数	104	ディジタルサブトラクション			
速度空間	98	アンギオグラフィ	21,28,101	【に】	
速度ベクトル場	97	ディジタルシグナルプロセッサ	31	2 階差分	30,39
組織標本顕微鏡像	5	ディジタルボロノイ隣接	52	2 階差分フィルタ	41,108,109
損 失	78	ディジタルラジオグラフィ	24	2 次元ヒストグラム	47
【た】		ディスプレイ	2,4	2 次統計量	47
帯域通過フィルタ	31	適応リングフィルタ	114	26 近傍	90
大局的処理	19	的中率	85	26 近傍距離	72,91
		テクスチャ	46	26 連結	91

2値化 34, 65
2値画像 10, 34, 49
2値画像処理 65
2D画像 6, 9
乳房X線撮影法 113
乳房X線写真 24
乳房X線像 18, 106, 116
入力層 83
ニューラルネット 83
ニューラルネットワーク 63
認識 2
認識率 85

【の】

濃淡画像 10, 34
能動的なイメージング 2
濃度曲面 59
濃度勾配 103, 105
濃度勾配ベクトル 98
濃度値 5, 6, 36
濃度値重みつき距離変換 72
濃度分解能 3
濃度変化の勾配 40
ノンパラメトリック推定法 82

【は】

肺がん候補領域 111
肺がんスクリーニング 25, 112
背景 34, 49, 65
背景画素 66, 68, 70
背景差分 94
薄面化 68, 91
パーセプトロン 84
パーゼンの窓関数法 82
パターン識別 77
パターン認識 15, 77
パターン分類 77
パターン分類器 77
パターン分類手順 85
パターン要素 46
8角形距離 51, 71, 72
8近傍 50
8近傍距離 51, 71, 72
バーチャルエンドスコピー 25, 93
バーチャルリアリティ 5
8連結 67
8連結成分 50
発見的欲張り法 103
パラメトリック表現 103
範囲 57, 59
判断・決定 16
判別分析 37
判別分析法 81

【ひ】

ピクセル 6, 9
ビジュアライゼーション 4
微小石灰化像 114, 116
微小石灰化像検出システム 116
ヒストグラム等化 28
ヒストグラムの一様化 28
歪みの補正 17
一つ抜き法 87
微分ヒストグラム法 37
ヒュッケルオペレータ 42, 43
評価関数 103
表示 4
標準偏差 59, 62
標本 77
標本化 6, 7
標本化誤差 7
標本点 7
病理標本の顕微鏡像 1
拾いすぎ誤りの確率 87

【ふ】

フィッシャーの線形判別法 63, 81
復元可能性条件 73
複雑度 55
不変量 49, 57
ブラウン管ディスプレイ 32
フラクタル次元 54
フラクタル図形 54
フーリエ記述子 53, 103
フーリエ逆変換 12
フーリエ級数展開 53
フーリエ特徴 60
フーリエ変換 5, 11, 12, 15, 19, 31, 47, 60, 90
フレーム 8, 93
フレーム間差分 93, 94
分解能 2
分割学習法 87
分散 57
文書画像処理 65
分布間の距離 64
分離度 62
分類器 85
分類境界 77

【へ】

平滑化演算 41
平滑化型1階差分 40
平滑化差分オペレータ 41
平滑化処理 18, 29
平滑化フィルタ 31

閉曲線 57
平均 57
平均誤り確率 77
平均誤り率 85
平均曲率 60, 61, 103
平均誤診率 85
平均正診率 85
平均値 59
平均認識率 85
ベイズ誤り 78
ベイズ誤り率 87
ベイズ決定 78
ベイズ決定則 77, 78, 82
平坦 60, 61
ヘリカルCT 9, 24, 110
変位ベクトル 57
変曲点 41
変動係数 59

【ほ】

方向指数 53
膨張 68
ボクセル 9
ぼけの修復 17
補正 100
ボックスカウンティング法 54
ボリュームレンダリング 92
ボロノイ図 70, 71
ボロノイ分割 52, 57, 70, 71
ボロノイ隣接 52

【ま】

マイクロCT 113
前処理 17, 18
マーキング 5
マザー関数 20
マスク 30, 39
マスク演算 30
マスク処理 30
マハラノビス距離 116
マルチスライスCT 110
マルチディテクタCT 25, 110
マルチモダル 3
マンモグラフィ 113
マンモグラム 18, 24, 55, 106
マンモグラム診断 25

【み】

見落し確率 86
ミンコフスキー差 73, 74, 75
ミンコフスキー和 73, 74, 75

【む】

結び	90
無病誤診率	87
無病正診率	86
無方向性の2階差分	41

【め】

メディア	4
メディアン	59
メディアンフィルタ	30, 31
面図形	55
面積	56

【も】

モダリティ	3
モード	59
モード法	37, 38
モーメント	80
モルフォロジー演算	73, 76

【ゆ】

尤度	82
有病誤診率	86
有病正診率	86
ユークリッド距離	51, 71, 72

【よ】

抑制	15, 26
余弦変換	15
4近傍	50
4近傍距離	51, 71, 72
4近傍ラプラシアン	30
4連結	67
4連結成分	50

【ら】

らせん走査CT	24
らせん走査型CT	9
ラプラシアン	27, 41, 44
ラプラシアンガウシアン	41
ラベリング	66, 90
ラベル画像	66
ラベルづけ	66

【り】

理解	2
離散フーリエ逆変換	11
離散フーリエ変換	10, 11, 20
リスク	78
領域拡張	92
領域生成	34, 44, 45, 92
領域成長	44, 92
量子化	7

量子化誤差	7
量子化雑音	7
輪郭強調	18, 26
輪郭線	57
輪郭面	105
隣接関係	57
隣接グラフ	52

【れ】

レジストレーション	29
連結数	58, 60
連結性	43, 66
連結成分	50, 66, 67
レンジ	57, 59
レンジフィルタ	30, 41
連続画像	5, 57
レントゲン	21

【ろ】

6近傍	90
6近傍距離	72, 91
6連結	91
ロバーツの勾配	40

【わ】

| 歪度 | 59 |
| ワーピング | 100 |

【A】

activeなイメージング	2
active contour model	102
AISCR-V 3	106
angiography	8
Automated Interpretation System of Chest Roentgenograms-V 3	106
axis thinning	66
Az値	88

【B】

back propagation	83
balloon	102
band-pass filter	31
binarization	34
brightness	6

【C】

CAD	5, 24, 106
CADM	25
CART	81
central moment	57
CG	4
circularity	55
classification and regression trees	81
closing	75
cluster	79
clustering	79
coefficient of curvature	59
complexity	55
computed tomography	23
computer-aided diagnosis	5, 106
computer graphics	4
concentration index	54
connected component	50
connectivity number	58
co-occurrence matrix	47, 60
cross validation	87
CT	23
CT値	36
curvedness	61

【D】

Damadian	24
decision rule	77
decision tree	80
deformable model	102
Delaunay tessellation	58, 70
deletability	67
design sample	77
DFT	11
difference operation	29, 39
digital geometry	49
digital radiography	24
digital signal processor	31
digital subtraction angiography	21
digitization	7
dilation	75
discrete Fourier transform	11
distance transformation	71
divergence	62
document image analysis	65
dot per inch	14

dpi	14	
DR	24	
DSA	3, 21	
DSP	31	

【E】

Earth Resource Technology Satellite	23
edge detection	38
edge extraction	38
energy subtraction	101
erosion	75
ERTS 衛星	23
Euler number	58
expansion	68
extended Voronoi tessellation	70
external sample	77

【F】

false negative rate (fraction)	86
false positive rate (fraction)	87
fast Fourier transform	31
feature	49
feature extraction	17, 49
feature vector	49
FFT	31
Fisher's linear discriminant	81
FN	86
Fourier transform	12
FP	87
fractal dimension	54
fractal figure	54
frame	8, 93
fusion	68

【G】

γ correction	33
Gaussian filter	31
genus	58
geometrical transformation	100
gradient	40
gray level transformation	33
gray value	6
gray weighted distance transformation	72
greedy algorithm	103

【H】

H-法	87
high-pass filter	31
histogram equalization	28
hold-out method	87
Hounsfield 単位	35

HU	35, 36
Hueckel operator	42

【I】

ID 3	81
IDFT	11
imaging	2
interactive dichotomizer	81
internal sample	77
invariant	49
inverse discrete Fourier transform	11
inverse distance transformation	72
inverse Fourier transform	12

【J】

jackknife 法	87

【K】

k 近傍	50
k 近傍距離	91
k 近傍決定則	79
K-平均法	79, 80
k 隣接	90
k 隣接する	50
k 連結	50, 90
k adjacent	50
Karhunen-Loeve 展開	63
Kirsch オペレータ	39
K-L 展開	63
k-nearest neighbor decision rule	79
k-NN 法	79

【L】

L-法	87
labeling	66
label picture	66
Laplacian	41
Laplacian Gaussian	41
Lauterber	24
learning machine	84
leave-one-out method	87
level set 法	104
level set function	103
level set method	102
low-pass filter	31

【M】

magnetic resonance imaging	24
Mansfield	24
maximum intensity projection	92

maximum likelihood method	82
Minkowski 和	73
MIP	92
modality	3
MRI	5, 8, 9, 24
MRI 画像	3
multiple discriminant analysis	82

【N】

nearest neighbor decision rule	79
NN 法	79

【O】

opening	75
optical flow	97
optical transfer function	14
OTF	14

【P】

p-タイル法	37, 38
p パーセント点	59
PACS	4, 24
passive なイメージング	2
pattern classification	77
pattern classifier	77
pattern discrimination	77
pattern primitive	46
pattern recognition	77
PCA	63
perceptron	84
PET	3, 10, 24
picture archiving and communication system	4
picture operation	19
pixel	6
positron emission CT	10
positron emission tomography	24
preprocessing	17
principal component analysis	63

【R】

R-法	87
radial basis function	103
receiver operating characteristic 曲線	88
region growing	44, 92
region merging	46
registration	29, 100
resolution	2
resubstitution method	87
Roberts gradient	40
ROC 曲線	64, 85, 86, 88
round-robin 法	87

【S】

saddle ridge	60, 61
saddle valley	60, 61
segmentation	5, 34
sensitivity	86
shading	92
shape feature analysis	56
shape index	61
shrinking	68
signature	107
singular value decomposition	64
skeleton	72
slice	9
smoothing operation	29
Snakes	102, 115
Sobel オペレータ	39, 40
Society of Computer-Aided Diagnosis of Medical Images	25
spatial frequency characteristics	14
specificity	86
subtraction	99
surface rendering	92
surface thinning	68

【T】

template	96
template matching	96
test pattern	77
test sample	77
texture	46
texture analysis	46
thinning	43, 66
three-layer neural network	83
3-dimensional digital picture	8
thresholding	34
TN	86
TP	86, 110
training sample	77
transfer function	14
true negative rate (fraction)	86
true positive rate (fraction)	86
two-dimensional digital picture	6

【U】

unsharp masking	27

【V】

Vining	25
virtual bronchoscopy	25
virtual colonoscopy	25
virtual endoscopy	93
virtual human body	9
virtualized human body	9
visualization	4
volume rendering	92
Voronoi diagram	70
Voronoi neighbor	52
Voronoi tessellation	70
voxel	9

【W】

warping	100
wavelet transformation	20

【X】

X線CT	8, 9, 24
X線CT像	2, 5, 36
X線写真	5, 22
X線透過係数	9
X線の発見	21

【Z】

0-pixel	49

―― 著者略歴 ――

鳥脇純一郎（とりわき　じゅんいちろう）
1962 年　名古屋大学工学部電子工学科卒業
1967 年　名古屋大学大学院博士課程修了
　　　　（電気及び電子工学専攻）
1968 年　工学博士（名古屋大学）
1970 年　名古屋大学助教授
1980 年　豊橋技術科学大学教授
1983 年　名古屋大学教授
2003 年　名古屋大学名誉教授
　　　　中京大学教授
　　　　現在に至る

長谷川純一（はせがわ　じゅんいち）
1974 年　名古屋大学工学部電気学科卒業
1979 年　名古屋大学大学院博士課程修了（情報工学専攻）
　　　　工学博士（名古屋大学）
1987 年　中京大学助教授
1988 年　中京大学教授
　　　　現在に至る

清水　昭伸（しみず　あきのぶ）
1989 年　名古屋大学工学部電気学科卒業
1994 年　名古屋大学大学院博士課程（後期課程）修了
　　　　（電気工学，電気工学第二及び電子工学専攻）
1995 年　博士（工学）（名古屋大学）
1998 年　東京農工大学大学院助教授
　　　　現在に至る

平野　靖（ひらの　やすし）
1995 年　名古屋大学工学部電子情報学科卒業
1999 年　名古屋大学大学院博士課程（後期課程）修了
　　　　（情報工学専攻）
　　　　博士（工学）（名古屋大学）
2004 年　名古屋大学助教授
　　　　現在に至る

画像情報処理（Ⅰ）── 解析・認識編 ──
Medical Image Processing (Ⅰ) ― Analysis and Recognition
　　　　　　　　　　　　　　　　　Ⓒ(社)日本生体医工学会　2005

2005 年 7 月 20 日　初版第 1 刷発行

検印省略	編　者　社団法人　日本生体医工学会
	発行者　株式会社　コロナ社
	代表者　牛来辰巳
	印刷所　新日本印刷株式会社

112-0011　東京都文京区千石 4-46-10
発行所　株式会社　コロナ社
CORONA PUBLISHING CO., LTD.
Tokyo Japan
振替 00140-8-14844・電話(03)3941-3131(代)
ホームページ　http://www.coronasha.co.jp

ISBN 4-339-07164-1　　（佐藤）　　（製本：愛千製本所）
Printed in Japan

無断複写・転載を禁ずる
落丁・乱丁本はお取替えいたします

臨床工学シリーズ

(各巻A5判)

- ■監　　　　修　(社)日本生体医工学会
- ■編集委員代表　金井　寛
- ■編　集　委　員　伊藤寛志・太田和夫・小野哲章・斎藤正男・都築正和

配本順　　　　　　　　　　　　　　　　　　　　　　頁　定価

配本順	書名	著者	頁	定価
1.(10回)	医学概論(改訂版)	江部　充他著	220	2940円
2.(3回)	基礎医学Ⅰ	伊藤寛志他著	228	2940円
3.(7回)	基礎医学Ⅱ	降矢　熒他著	274	3150円
5.(1回)	応用数学	西村千秋著	238	2835円
7.(6回)	情報工学	鈴木良次他著	268	3360円
8.(2回)	医用電気工学	金井　寛他著	254	2940円
9.(11回)	改訂医用電子工学	松尾正之他著	288	3465円
19.(8回)	臨床医学総論Ⅱ	鎌田武信他著	200	2520円
20.(9回)	電気・電子工学実習	南谷晴之著	180	2520円

以下続刊

4. 基礎医学Ⅲ	玉置憲一他著	6. 医用工学概論	
10. 生体物性	多氣昌生他著	11. 医用機械工学	馬渕清資著
12. 医用材料工学	堀内・村林共著	13. 生体計測学	小野哲章他著
14. 医用機器学概論	小野哲章他著	15. 生体機能代行装置学Ⅰ	都築正和他著
16. 生体機能代行装置学Ⅱ	太田和夫他著	17. 医用治療機器学	斎藤正男他著
18. 臨床医学総論Ⅰ	岡島光治他著	21. システム・情報処理実習	佐藤俊輔他著
22. 医用機器安全管理学	小野哲章他著		

定価は本体価格+税5%です。
定価は変更されることがありますのでご了承下さい。

図書目録進呈◆

ME教科書シリーズ

(各巻B5判)

- ■(社)日本生体医工学会編
- ■編纂委員長　佐藤俊輔
- ■編纂委員　稲田　紘・金井　寛・神谷　瞭・北畠　顕・楠岡英雄
　　　　　　戸川達男・鳥脇純一郎・野瀬善明・半田康延

	配本順			頁	定価
A-1	(2回)	生体用センサと計測装置	山越・戸川共著	256	4200円
A-2	(16回)	生体信号処理の基礎	佐藤・吉川・木竜共著	216	3570円
B-1	(3回)	心臓力学とエナジェティクス	菅・高木・後藤・砂川編著	216	3675円
B-2	(4回)	呼吸と代謝	小野功一著	134	2415円
B-3	(10回)	冠循環のバイオメカニクス	梶谷文彦編著	222	3780円
B-4	(11回)	身体運動のバイオメカニクス	石田・廣川・宮崎・阿江・林 共著	218	3570円
B-5	(12回)	心不全のバイオメカニクス	北畠・堀編著	184	3045円
B-6	(13回)	生体細胞・組織のリモデリングのバイオメカニクス	林・安達・宮崎共著	210	3675円
B-7	(14回)	血液のレオロジーと血流	菅原・前田共著	150	2625円
B-8	(20回)	循環系のバイオメカニクス	神谷瞭編著		近刊
C-1	(7回)	生体リズムの動的モデルとその解析 ―MEと非線形力学系―	川上博編著	170	2835円
C-2	(17回)	感覚情報処理	安井湘三編著	144	2520円
C-3	(18回)	生体リズムとゆらぎ ―モデルが明らかにするもの―	中尾・山本共著	180	3150円
D-1	(6回)	核医学イメージング	楠岡・西村監修 藤林・田口・天野共著	182	2940円
D-2	(8回)	X線イメージング	飯沼・舘野編著	244	3990円
D-3	(9回)	超音波	千原國宏著	174	2835円
D-4	(19回)	画像情報処理(I) ―解析・認識編―	鳥脇純一郎編著 長谷川・清水・平野共著	150	2730円
E-1	(1回)	バイオマテリアル	中林・石原・岩崎共著	192	3045円
E-3	(15回)	人工臓器(II) ―代謝系人工臓器―	酒井清孝編著	200	3360円
F-1	(5回)	生体計測の機器とシステム	岡田正彦編著	238	3990円

以下続刊

A	生体電気計測	山本尚武編著		A	生体用マイクロセンサ	江刺正喜編著
A	生体光計測	清水孝一著		B	肺のバイオメカニクス ―特に呼吸調節の視点から―	川上・西村編著
C	脳磁気とME	上野照剛編著		D-5	画像情報処理(II) ―表示・グラフィックス編―	鳥脇純一郎編著
D-6	MRI・MRS	松田・楠岡編著		E	電子的神経・筋制御と治療	半田康延編著
E	治療工学(I)	橋本・篠原編著		E	治療工学(II)	菊地眞編著
E	人工臓器(I) ―呼吸・循環系の人工臓器―	井街・仁田編著		E	生体物性	金井寛著
E	細胞・組織工学と遺伝子	松田武久著			地域保険・医療・福祉情報システム	稲田紘編著
F	臨床工学(CE)とME機器・システムの安全	渡辺敏編著			医学・医療における情報処理とその技術	田中博著
F	福祉工学	土肥健純編著		F	病院情報システム	石原謙編著

定価は本体価格+税5%です。
定価は変更されることがありますのでご了承下さい。

図書目録進呈◆